中医经典处方

李京◎主编

汇集了千年中医经验之精华，旨在为广大读者提供有关皮肤病、肝胆病、呼吸病、妇科病、男科病、心脑血管病、五官科疾病、消化系统疾病等多种常见疾病的经典中医药方，每一个药方都提供了详细的用法用量，方便读者按照实际情况调配和应用药物。此外，本书还附带了主治功效、方义简释，解释了药方背后的逻辑和治疗原理，有助于读者更好地理解中医药学的精髓。

YNK 云南科技出版社
·昆明·

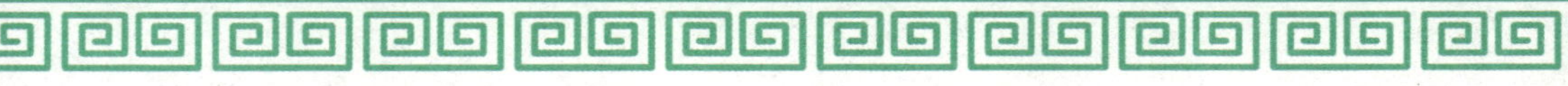

图书在版编目（CIP）数据

中医经典处方 / 李京主编. -- 昆明 : 云南科技出版社, 2024. 11. -- ISBN 978-7-5587-6127-0

Ⅰ. R289.5

中国国家版本馆CIP数据核字第2024UF2729号

中医经典处方

ZHONGYI JINGDIAN CHUFANG

李 京 主编

出 版 人：温 翔
责任编辑：赵敏杰
特约编辑：郁海彤 刘明纯
封面设计：李东杰
责任校对：孙玮贤
责任印制：蒋丽芬

书 号：ISBN 978-7-5587-6127-0
印 刷：德富泰（唐山）印务有限公司
开 本：710mm×1000mm 1/16
印 张：12
字 数：142千字
版 次：2024年11月第1版
印 次：2024年11月第1次印刷
定 价：59.00元

出版发行：云南科技出版社
地 址：昆明市环城西路609号
电 话：0871-64192481

前言

中医作为中华文明的瑰宝，距今已有几千年的历史。它发展传承了古老的文化和智慧，吸收了现代医学的成果。这种融合形式使中医更具竞争力和可持续性，并为人们提供了更多的选择，以维护和改善身体的健康。中医涵盖了许多经典的药方，这些经典药方都是医学大师们的经验和总结的结晶，经过千百年的实践验证，被广泛用于治疗各种疾病和维护健康。这些药方不仅是一些草药的完美组合，也是医治疾病的传奇秘方，更是博大精深的中医治疗原理的巧妙应用。它们反映了中医的独特视角，强调了身体的整体性和平衡性，并帮助人们更全面地考虑自身的健康需求。

《中医经典处方》是一本集合了几千年中医智慧的医学宝典，旨在为广大读者提供有关皮肤病、肝胆病、呼吸病、妇科病、男科病、心脑血管病、五官科疾病、消化系统疾病等多种常见疾病的近400个经典中医药方，每一个药方都提供了详细的用法用量，方便读者按照实际情况调配和应用药物。此外，本书还附带了主治功效、方义简释，解释了药方背后的逻辑和治疗原理，有助于读者更好地理解中医药学的精髓。

本书汇聚了传统中医药的精华，为患者提供了一种新的治疗选择，可以作为辅助治疗或替代治疗的方案；为医疗从业者提供了宝贵的临床经验和案例，有助于其提高治疗水平；为读者提供了全面实用的医疗知识和文化体验，开启了一扇了解中医药文化的窗户，让读者深入体验古老智慧的魅力。这种综合性的内容使得本书成为宝贵的资源，以促进中医药文化的传承和应用。

本书不仅是一本医学参考书，也是一扇通向中医药文化的窗户。希望读者通过阅读本书，能够更深入地领悟中医药的独特治疗原理，并学会如何将这一传统医学与现代医学相互融合，以获得良好的治疗效果。从翻开这本书的第一页开始，我们邀您一同踏上中医的征程，感受古老智慧的奇妙，共同追求健康和幸福的目标。

本书处方仅供参考，读者如有身体不适请及时就医。

最后，真诚地祝愿这本书能够带领您走进中医的奇妙世界，为您的明天带来更多的健康和希望！

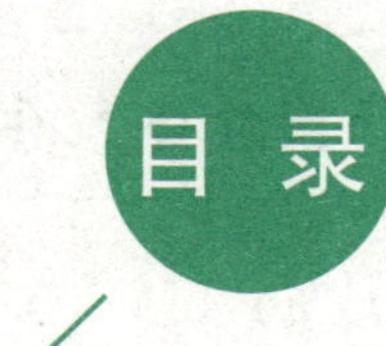

第1章 皮肤病经典处方 1

第2章 肝胆病经典处方 24

第3章 呼吸病经典处方 48

第4章 妇科病经典处方 77

第5章 男科病经典处方 104

第6章 心脑血管病经典处方 118

第7章 五官科疾病经典处方 139

第8章 消化系统疾病经典处方 165

第1章 皮肤病经典处方

疣

疣是由人乳头状瘤病毒感染皮肤黏膜所引起的良性疣状增生。它发生于身体的各个部位，具有一定的传染性，通过直接接触患者皮肤或间接接触污染的物体等都可传染。部分疣可以自愈。

根据临床表现和发病部位，疣可以分为寻常疣、跖疣、扁平疣三种类型。寻常疣可发生在身体的任何部位，但手部多见，好发于手指和掌部；跖疣一般出现在足部压力点上，特别是跖骨中部区域，也可以是其他部位；扁平疣主要见于青少年，常发生在面部、手背等部位。

解毒除疣汤

原料组成：夏枯草、木贼、板蓝根、苦参各16克，百部8克，生薏苡仁28克，白芷6克，白鲜皮18克，香附、红花各11克。

用量用法：将本方浓煎收汁，先用药汤熏蒸皮损部位20分钟，然后用棉签浸药汁后在扁平疣上轻轻搽揉，以局部皮肤微微潮红发热为度。每日1剂，每日搽2次，30天为1个疗程。

主治功效：疏肝解郁，解毒除疣，祛风凉血。适用于扁平疣。

方义简释：方中的木贼凉血疏风；夏枯草清肝泻火，散郁结；板蓝根凉血清热，解毒；生薏苡仁健脾利湿；百部润肺杀虫；苦参祛风杀虫；白鲜皮散风止痒；香附疏肝理气，散郁；红花活血祛瘀；白芷除湿消肿，止痒。诸药合用，具有疏肝、解郁通经、祛风凉血、解毒之功，以达解毒除疣之目的。

青叶治疣汤

原料组成：赤芍 11 克，木贼草、马齿苋、蓼大青叶各 18 克，红花、香附各 8 克，夏枯草 16 克，穿山甲（代用品）6 克。

用量用法：水煎 3 次，将前 2 次煎汁 500 毫升，早晚分服。第 3 次煎取 150 毫升左右，稍凉后擦洗皮损部位；每日 1 次，7 天为 1 个疗程。

主治功效：解毒清热，化瘀活血，软坚散结。适用于寻常疣。

方义简释：本方以红花、马齿苋、夏枯草为君，泻火清热解毒，活血除瘀，软坚散结；以木贼草、蓼大青叶、赤芍为臣，清热散风，凉血解毒；佐以穿山甲（代用品）、香附，以加重活血理气、软坚散结的作用。

牡蛎消疣汤

原料组成：生薏苡仁、蓼大青叶、板蓝根、马齿苋、生牡蛎（先煎）、磁石（先煎）各 28 克，黄芪 10 ~ 50 克，莪术 6 ~ 7 克，连翘、紫草各 7 克，甘草 5 克。

用量用法：每日 1 剂，水煎 2 次，早晚分服。同时每日至少 2 次用纱布蘸药汁外搽，以疣体微红或微痛为度，每次不少于 30 分钟。

主治功效：解毒清热，软坚散结。治疗扁平疣。

方义简释：方中的蓼大青叶、板蓝根、马齿苋、连翘清热活血解毒，配紫草、莪术凉血祛瘀；生牡蛎、磁石软坚化积，平肝潜阳；重用生薏苡仁、黄芪以健脾利湿，直达肌肤；甘草清热补中，调和诸药。

活血解毒方

原料组成：白术 7 克，黄芪 60 克，生甘草 6 克，莪术、马齿苋、蓼大青叶、白花蛇舌草、板蓝根各 28 克。

用量用法：第 1 ~ 2 煎，分 2 次服；第 3 煎外洗患处并轻轻按摩，以达到内外并用的目的。

主治功效：活血益气，解毒清热。适用于扁平疣。

方义简释：方中的黄芪、白术、生甘草活血益气固表，提高机体免疫力；板蓝根、蓼大青叶、马齿苋、白花蛇舌草清热解毒，泻火，抗病毒；莪术活血化瘀。

扶正固本汤

原料组成：贯众、金银花、栀子、赤芍各 8 克，板蓝根 28 克，土茯苓、当归各 16 克，地黄 18 克。

用量用法：水煎服，每日 1 剂，每日分 3 次温服，30 剂为 1 个疗程（30 天之内皮损消退后即停药）。

主治功效：活血化瘀，清热解毒，扶正固本。适用于扁平疣。

方义简释：方中的板蓝根、土茯苓、栀子、金银花、贯众清热解毒，疏风；当归、赤芍、地黄活血养血，祛瘀。

平肝泻火汤

原料组成：白花蛇舌草、夏枯草各 18 克，香附 25 克，木贼、生薏苡仁、板蓝根、大青叶各 28 克。

用量用法：将中药加水浸泡 2 小时，大火煮沸后再用小火煎煮 30 分钟，先用药液热气熏蒸患部，待药汁微温后用纱布蘸取药汁外洗或外敷患处 20 分钟。下次重复使用时将原药汁稍加热煮沸，先熏后洗或敷。每日 1 剂，每日外洗 3 ~ 4 次，1 周为 1 个疗程。

主治功效：解毒，清热，除疣。适用于扁平疣。

方义简释：方中的夏枯草平肝泻火，软坚散结；香附理气疏肝；板蓝根、大青叶泻火清热解毒；木贼活血利湿化瘀；生薏苡仁健脾利湿除疣；白花蛇舌草泻火清热解毒，利湿除疣。以上诸药煎汤外洗，温热的药汁能使毛细血管扩张，有利于药物的吸收且直达病灶，避免口服药物引起的胃肠道反应。

湿疹

湿疹是一种炎症性皮肤病，具有慢性和瘙痒的特点。湿疹由多种因素引发，包括遗传、免疫功能异常、环境等内、外部因素，同时，紧张、焦虑等社会心理因素也可能加重病情。湿疹有多种类型，包括急性湿疹、亚急性湿疹、慢性湿疹，以及钱币状湿疹、汗疱疹等特殊类型。

湿疹的症状包括红斑、水肿、瘙痒、皮疹，以及在妊娠期间可能出现的湿疹样皮疹。湿疹不是传染病，疾病的主要传播途径是通过接触到湿疹患者的皮肤。由于湿疹的严重性和持久性，患者的生活质量可能会受到严重影响，而且湿疹也有可能复发。

清热祛湿汤

原料组成：黄芩、苦参各8克，生薏苡仁60克，车前草、板蓝根各28克，生栀子16克，金银花、白蘚皮、地肤子各18克，甘草6克。

用量用法：水煎服，每日1剂，每日分2次，饭后服，2个月为1个疗程。

主治功效：养血止痒，清热祛湿。适用于各种湿疹。

方义简释：方中的生薏苡仁、苦参、车前草清热解毒、祛湿，为主药；白蘚皮、地肤子除风止痒，为辅药；黄芩、生栀子、金银花、板蓝根清肺泄热；甘草补中、调和诸药，为使药。诸药合用，共奏清热利湿、养血止痒之功。

慢性湿疹汤

原料组成：何首乌藤、鸡血藤、白蒺藜、茯苓各28克，赤芍、白芍、当归各11克，地肤子、乌梅各16克，防风、浮萍、泽泻、熟地黄、苦参各8克，甘草6克。

用量用法：水煎服，每日1剂，每日2次，早晚分服，3个月为1个疗程。

主治功效：除湿止痒，养血祛风。适用于慢性湿疹。

方义简释：方中的何首乌藤、当归、赤芍、白芍、熟地黄、鸡血藤活血养血，止痒润肤；白蒺藜、地肤子、苦参、乌梅为除湿止痒之要药；防风、浮萍止痒祛风；茯苓、泽泻利湿健脾；甘草补中，调和诸药。

龙胆草除湿汤

原料组成： 车前草16克，龙胆草、黄芩、牡丹皮、赤茯苓、泽泻、萆薢、苦参各8克，六一散（包煎）、生地黄各28克。

用量用法： 水煎服，每日1剂，每日分2次，早晚饭前1小时各服1次。

主治功效： 清热、凉血、止痒。适用于急性湿疹。

方义简释： 方中的龙胆草、黄芩除湿清热；生地黄、牡丹皮清热凉血；赤茯苓、萆薢、泽泻渗湿健脾；车前草、六一散清热利湿；苦参止痒除湿。诸药合用，共奏清热凉血、除湿止痒之功。

水痘

水痘是一种由水痘–带状疱疹病毒引发的急性传染病。通常会出现全身性斑疹、丘疹，儿童更容易感染，且患者在结痂后即无传染性。水痘很容易传播，它可以通过飞沫传播，也可以通过患者的疱液或者被疱液污染过的物体传播。水痘从出现发热症状到结痂期都属于传染期，为避免病毒传播，患者需要在家休息，避免去公共场所。

银翘汤

原料组成： 连翘、金银花各7克，荆芥1.5克，薄荷、防风、蝉蜕、赤芍、竹叶各3克，车前草、薏苡仁、芦根各6克。

用量用法： 水煎服，每日1剂，将第1次与第2次煎药的药液混合，分早、中、晚3次内服。并将其第3、第4次的煎药汁外用擦洗疱疹。

主治功效： 清热解毒，疏风散邪。适用于水痘。

方义简释：连翘、金银花、竹叶等成分具有滋阴透表、清热利湿、抑菌消炎的功效；荆芥、薄荷、蝉蜕、赤芍具有透疹、消疮的功效；车前草、薏苡仁具有利水渗湿、排脓的功效；芦根具有除烦透疹的功效。

疏风散邪散

原料组成：金银花、连翘各 7 克，荆芥 1.5 克，薄荷、防风、蝉蜕、赤芍、竹叶各 3 克，芦根、当归各 6 克。

用量用法：水煎服，每日 1 剂，分早、中、晚 3 次，饭后服。

主治功效：疏风散邪，解毒清热。适用于水痘。

方义简释：方中以金银花、连翘、赤芍、当归清热解毒，活血凉血为君；荆芥、防风、蝉蜕、芦根解毒透疹，祛风止痒为臣；竹叶、薄荷为佐使。诸药相伍，具有清热解毒、活血透疹、祛风止痒等功效。

双花解毒汤

原料组成：金银花、腊梅花、菊花、连翘、板蓝根、地丁草各 7 克，木通、黄连、蝉蜕各 3 克，赤芍、甘草各 6 克。

用量用法：水煎服，每日 1 剂，共煎 2 次，取汁 100 毫升，分 2 次，饭后服。

主治功效：清热、排毒。适用于小儿毒热重证型水痘。

方义简释：方中有腊梅花、金银花、菊花、连翘、黄连等清热解毒之品；辅以地丁草、赤芍、板蓝根解毒凉血；木通渗湿利水；甘草解毒补中；蝉蜕一味，应用尤妙。综观全方，用药丝丝入扣，令毒热透达，正气渐复，故毒祛、痂成、热解，而收桴鼓之效。

原料组成：生地黄、天花粉、红紫草各 7 ～ 11 克，灯心草 8 克，连翘、桔梗、防风、蝉蜕、淡竹叶各 6 ～ 7 克，甘草 3 克。

用量用法：将药加清水煎，过筛去渣，2 煎共取液约 150 毫升，每日 1 剂，分 2 ～ 3 次服完。8 天为 1 个疗程，服 1 个疗程后观察疗效。

主治功效：清热解毒。适用于水痘病证属毒热证。

方义简释：方中的生地黄、天花粉、红紫草凉血清热、止渴生津、解毒透疹；连翘、淡竹叶、灯心草清热解毒、泻心火；桔梗清热宣肺，配以甘草利咽；防风、蝉蜕止痒祛风。方药内服清热凉血、疏风透疹，外洗止痒祛风、清热透疹。风热祛，邪毒清，痘自消。

黄褐斑

黄褐斑也称肝斑，为面部的黄褐色色素沉着。多呈对称蝶形分布于颊部。多见于女性，血中雌激素水平升高是主要原因，其发病机制常与妊娠、长期口服避孕药、月经紊乱有关。

肝肾亏虚汤

原料组成：赤芍、莪术、山茱萸、当归、牡丹皮、川芎各 16 克，生地黄、女贞子、旱莲草各 28 克，红花 8 克，蜈蚣（去头足）2 条，甘草 6 克，珍珠粉 1 克。

用量用法：将上药清水浸泡 30 分钟（珍珠粉除外），煎 20 分钟，每剂煎 2 次，将所得药液混合，冲入珍珠粉。每日 1 剂，分 3 次温服。服用本方时，经期停服，并嘱晚上按时睡觉，保持心情舒畅。忌食辛辣、生猛海鲜之品。

肝肾亏虚汤

主治功效：滋阴补肾。适用于黄褐斑。

方义简释：方中的当归、赤芍、川芎养血补气；红花、莪术活血化瘀；牡丹皮、赤芍、生地黄清热凉血，消斑；山茱萸、女贞子、旱莲草滋阴补肾；珍珠粉安神定惊，明目消翳，解毒生肌，润肤祛斑；蜈蚣具有息风镇痉、攻毒散结、通络止痛的作用；甘草具有益气补中，祛痰止咳，解毒，缓急止痛的功效。全方共奏滋阴补肾，活血化瘀通络之效。

疏肝退斑汤

原料组成：香附子、当归、川芎、白僵蚕、白芷各 8 克，柴胡 16 克，茯苓、白术各 18 克。

用量用法：水煎服，每日1剂，每日分2次，早晚各服1次。

主治功效：健脾疏肝，活血化瘀。适用于黄褐斑。

方义简释：方中的柴胡、香附子疏肝理气，行气解郁；白术、茯苓健脾除湿；当归、川芎活血化瘀；白僵蚕、白芷行血，散结化瘀。诸药合用，共奏疏肝健脾、活血化瘀散结之功，使肝气疏泄条达清气上升，脾运化水湿功能下降，故黄褐斑得以消退。

益肾养肝饮

原料组成： 淫羊藿、旱莲草各28克，枸杞子、仙茅、制首乌、当归、生地黄、熟地黄、桑叶、白芍、茯苓各16克，白芷8克，菟丝子18克，白附子6克。

用量用法： 水煎服，每日1剂，每日分2次，早晚各服1次。

主治功效： 化瘀祛风，益肾养肝，增白消斑。适用于黄褐斑。

方义简释： 方中的旱莲草、枸杞子、仙茅、菟丝子、淫羊藿补肾益气；制首乌、当归、生地黄、熟地黄、白芍滋阴养肝，补血；白芷、桑叶、白附子祛风散斑，引药上行；茯苓和胃健脾，以免诸药伤脾。诸药合用，共奏益肾养肝、化瘀祛风、增白消斑之功。

疏肝理气方

原料组成： 山萸肉8克，熟地黄8克，女贞子28克，旱莲草16克，当归8克，白芍16克，牡丹皮16克，柴胡8克，枳壳8克，丹参16克，益母草8克，香附子8克。

用量用法： 水煎服，每日1剂，每日分2次，早晚各服1次。

主治功效： 理气活血，滋补肝肾，中和气血。适用于黄褐斑。

方义简释： 方中熟地黄、山萸肉、女贞子、旱莲草滋阴壮筋补肾；当归、白芍、牡丹皮养血补气敛阴；柴胡、枳壳、香附子疏肝理气消斑；丹参、益母草活血调经。

白癜风

白癜风是由于皮肤黑色素细胞被破坏，引发皮肤黑色素缺乏，形成局部白斑的疾病。其病因可能与自身免疫系统疾病、遗传等因素有关，不同年龄、性别和种族的人都可能患病。典型症状为皮肤白斑，初发时斑块大小不一，颜色也会有所不同，病情加重可以引起白发。

白癜风是非传染性的疾病，主要临床表现为一片或几片大小不一的白色斑片，通常无自觉症状，极少数患者可在病情发展初期和进展期有一定的瘙痒感。白癜风还可能和其他身体系统疾病并发，如甲状腺疾病、自身免疫性多腺体综合征等。

养血填精汤

原料组成： 当归、熟地黄、白芷、刺蒺藜、墨旱莲、乌梅、女贞子、鸡血藤、何首乌各16克，红花、炙甘草各6克，补骨脂、菟丝子各28克，桃仁8克。

用量用法： 此方可作汤剂煎服，亦可作散、丸剂服用。如作汤剂煎服，每日分2次，早晚服，每次200毫升。此方为成人剂量，儿童酌情减量。配合外用补骨脂醋浸剂（补骨脂50克，菟丝子、白芷各28克，肉桂16克，制成粗粉状，加入黑米醋1000毫升，浸泡7日），取液外搽皮损处，搽后照射日光5 ~ 10分钟，效果更佳，每日1 ~ 2次。用药后每2周观察（测量）一次皮损大小范围。

主治功效： 活血消斑，滋补肝肾。适用于白癜风。

方义简释： 方中的补骨脂、菟丝子、何首乌、鸡血藤、墨旱莲、女贞子具有补肝益肾、养血填精、活血消斑之功效；熟地黄、当归、炙甘草补血益气，祛瘀通络；白芷、刺蒺藜祛风活血，通络消斑；桃仁、红花活血化瘀消斑；乌梅酸平入肝，消斑解毒，疏肝理气，直达皮损部位。

原料组成： 川芎、桂枝、牡丹皮、白蒺藜、何首乌、女贞子、墨旱莲、地黄各 11 克，黄芪 14 克，防风、甘草各 7 克，当归 8 克。

用量用法： 水煎 3 遍，每日 1 剂，每日分 3 次服用，服药期间忌烟酒、忌食辣味。配合消白酊外用方（补骨脂 16 克，白芷 8 克，肉桂 5 克，95% 乙醇 100 毫升浸泡 10 日），取澄清液在皮损区外涂，每日 2 次。

主治功效： 养血活血，祛风除湿，通络消斑。适用于白癜风。

方义简释： 方中的何首乌、女贞子、当归、墨旱莲养肝滋肾，填精血；黄芪、桂枝、川芎助肾阳，行气解郁，活血化瘀，通络；白蒺藜、防风祛风除湿消斑；牡丹皮、地黄、甘草清热解毒。本方的特点是祛风除湿，滋补肝肾，补气活血，通络消斑。

牡丹当归剂

原料组成： 当归、乌梢蛇各 8 克，桃仁、川芎、赤芍各 16 克，丹参 28 克。

用量用法： 水煎取汁，每日 1 剂，每日分 2 次，早晚各服 1 次。

主治功效： 行气活血。适用于白癜风。

方义简释： 此方以桃红四物汤为基础进行加减，桃仁、赤芍、丹参、川芎四药合用共奏清热活血化瘀之效；乌梢蛇祛风活络，以协助他药行气活血化瘀、通经活络；当归补血、活血，与川芎配伍，能养血而行血中之气。

补肾活血合剂

原料组成： 丹参 28 克，女贞子、墨旱莲、枸杞子、补骨脂各 16 克，川芎 8 克。

用量用法： 水煎取汁，每日 1 剂，每日分 2 次，早晚各服 1 次。

主治功效： 活血补肾。适用于白癜风。

方义简释： 方中的女贞子、墨旱莲补肝肾、养阴血而不滋腻，枸杞子滋肝补肾，三药合用共同发挥补益肝肾之力。补骨脂性辛温，偏于补壮肾阳，少佐之以补肾填精，有“阳中求阴”之意；加以丹参、川芎入血分而活血行气，使女贞子、墨旱莲、枸杞子补而不腻。

荨麻疹

荨麻疹，也被称为风团或皮肤水肿，是一种由肥大细胞活化导致肌肤、黏膜小血管扩张、渗透性增强引起的皮肤病。这种病变在24小时内消失，但可以反复发作。荨麻疹可见于任何年龄和种族，全球发病率在1%至30%间，具有女性发病率更高的特性，因其不是感染性疾病，故不具备传染性。

消风止痒汤

原料组成：蒲公英、王不留行、当归各18克，牡丹皮、金银花、白蘚皮、防风、赤芍、白芍、紫草、丹参各16克，红花、甘草各8克。

用量用法：水煎服，每日1剂，每日分2次饭后服。

主治功效：活血透疹，消风止痒。适用于荨麻疹。

方义简释：方中的白蘚皮、防风止痒，透邪外出；金银花、蒲公英、赤芍、牡丹皮、紫草凉血清热解毒；王不留行、丹参、红花活血通络，化瘀；白芍、当归和营养血，补虚扶正；甘草补中，调和诸药。诸药配伍，共奏消风止痒、活血透疹之功，使皮疹得愈。

健脾益气汤

原料组成：防风、僵蚕、当归、蝉蜕各8克，黄芪、白术各16克，制何首乌、荆芥各11克，牡蛎28克（先煎），川芎、甘草各6克。

用量用法：水煎服，每日1剂，每剂水煎2次，早晚分服。

主治功效：祛邪，扶正，固本。适用于慢性荨麻疹。

健脾益气汤

方义简释： 方中的黄芪固表益气，防风、荆芥、蝉蜕开发腠理、祛散风邪；白术益气健脾生血、扶正祛邪，川芎、当归活血养血祛风；制何首乌润燥养血；僵蚕散风止痒，牡蛎重镇止痒安神；甘草补中。调和诸药合用共奏祛邪扶正固本之功，故疗效显著。

安神止痒汤

原料组成： 川芎28克，柴胡、何首乌、地肤子各25克，知母、蝉蜕各16克，蛇床子18克，远志、露蜂房、甘草各8克，石膏50克。

用量用法： 水煎服，每日1剂，每日分2次温服。

主治功效： 养血活血，祛风解毒，安神止痒。适用于荨麻疹。

方义简释： 本方以何首乌祛风养血，即中医“治风先治血”之说；川芎活血化瘀，即中医“血行风自灭”之说；蝉蜕、蛇床子、地肤子、露蜂房、柴胡止痒祛风；远志安神养血；石膏、知母解毒清热；甘草调和诸药。诸药共奏活血养血、解毒祛风、止痒安神之功。

加味益气固表散

原料组成： 白术、紫草各11克，黄芪25克，防风、太子参、白芍、蒺藜、地黄各16克，蝉蜕、当归各8克，龙骨、牡蛎各18克。

用量用法： 每日1剂，每剂煎2次，滤去药渣，得药液约450毫升，分早晚2次服。

主治功效： 固表益气，止痒祛风，调和营卫。适用于慢性荨麻疹反复发作。

方义简释：方中的黄芪固表益气，防风祛风走表，它们相畏相使，黄芪得防风固表而不稽邪，防风得黄芪祛风而不伤正，配伍白术健脾、益气、固中，具有固表、益气、健脾功效。诸邪犯病，风邪首当其冲，在基本方中加味运用蝉蜕、蒺藜、紫草以散邪疏风、止痒透疹；同时，加用当归、白芍活血养血和营，取“治风先治血，血行风自灭”之意；久病耗血伤气，营阴耗损失养，酌加太子参、地黄、龙骨、牡蛎以养阴益气、固本安神。

红斑狼疮

红斑狼疮是一种常见的慢性、反复发作的自身免疫性疾病，其具体发病原因尚不明确，但可能与遗传、激素、免疫及环境等因素有关。这种疾病主要见于育龄期女性，常存在家族聚集性。红斑狼疮根据病变部位可分为皮肤型红斑狼疮（CLE）和系统性红斑狼疮（SLE）。其中，皮肤型红斑狼疮又可分为急性皮肤型红斑狼疮（ACLE）、亚急性皮肤型红斑狼疮（SCLE）、慢性皮肤型红斑狼疮（CCLE）。

在治疗方面，红斑狼疮目前尚无根治手段。但是，可以通过早期诊断及规范性的综合治疗，改善病情，绝大多数患者疾病可得到控制，能正常工作、生活、生育等。

凉血护阴汤

原料组成： 白茅根、白花蛇舌草各28克，生玳瑁、生地炭、金银花、天花粉、石斛各8克，玄参、牡丹皮、鱼腥草、重楼各16克，板蓝根28克。

用量用法： 水煎服，每日1剂，每日分2次，早晚各服1次。

主治功效： 解毒清热，护阴凉血。适用于红斑狼疮。

方义简释： 方中的生玳瑁凉血清热解毒；白茅根、牡丹皮清热凉血；玄参、石斛、天花粉凉血清热、滋阴降火；生地炭、金银花炭凉血止血；板蓝根、鱼腥草、重楼、白花蛇舌草清热解毒。

解毒通络汤

原料组成： 红花、丹参、秦艽、重楼、夏枯草、牡丹皮各16克，赤芍、鸡冠花、野菊花、莪术各8克，生地黄、青蒿、茵陈、白花蛇舌草各28克，乌梢蛇6克。

用量用法： 水煎服，每日1剂，每日分2次，早晚各服1次。

主治功效： 化瘀活血，解毒通络，软坚散结。适用于盘状红斑狼疮。

方义简释： 方中的鸡冠花、野菊花、青蒿、茵陈消斑凉血，除湿清热；丹参、红花、莪术、夏枯草化瘀活血，软坚散结；生地黄、牡丹皮、赤芍活血凉血；秦艽、乌梢蛇通络解毒；重楼、白花蛇舌草解毒化瘀。现代药理研究证实，青蒿、茵陈、薏苡仁、丹参、牡丹皮、野菊花有抗光敏作用。

原料组成：太子参、丹参、秦艽、草河车、白花蛇舌草、黄芪、白术、女贞子、菟丝子各16克，茯苓8克。

用量用法：上述诸药用水浸泡30分钟，将药同煎，第1次煎沸后文火煎30分钟，第2次煎沸后文火煎20分钟。将所得两煎药液混合。每日1剂，分2次温服。服用本方时忌食辛辣刺激之品。

主治功效：健脾益气。适用于红斑狼疮辨证属脾肾阳虚者。

方义简释：方中黄芪、太子参、白术、茯苓、秦艽益气健脾；女贞子、菟丝子填精滋肾；丹参活血化瘀；草河车、白花蛇舌草清热解毒。诸药合用，共奏健脾益气、活血化瘀之功效。

带状疱疹

带状疱疹是由水痘－带状疱疹病毒引起的一种感染性疾病。水痘－带状疱疹病毒在患过水痘的人体内潜伏，一般藏匿在脊髓后根神经节或颅神经感觉神经节里面，因免疫力下降等原因被激活后，会在神经支配区的皮肤形成成簇的丘疱疹和水疱等皮疹，发生在单侧身体并带有严重神经痛。流行病学研究显示，带状疱疹在全球范围内发病率相似，而年龄超过50岁、免疫系统出现问题等人群更容易患病。

带状疱疹的主要症状是神经痛及皮疹，其中皮疹可能成群分布，不跨过对应身体中线。密切接触水痘和带状疱疹未痊愈患者的水疱液体及共享贴身物品有可能增加感染风险。潜伏期通常会出现身体乏力、头痛等全身性症状，后期便会出现成簇的丘疱疹和水疱及神经痛。

解毒止痛汤

原料组成： 连翘、生地黄各 16 克，泽泻 6 克，车前子 11 克，龙胆草、黄芩、栀子、牡丹皮、木通、生甘草各 7 克。

用量用法： 水煎服，每日 1 剂，每日分 3 次温服。

主治功效： 清热利湿解毒，泻肝胆实火。适用于带状疱疹。

方义简释： 方中的龙胆草、黄芩清肝泻火；连翘、栀子、生甘草清热解毒；生地黄、牡丹皮活血凉血；木通、车前子、泽泻清热化湿。

化瘀滋阴汤

原料组成： 白芍、丹参、半枝莲各 15 ~ 28 克，生地黄 30 ~ 60 克，延胡索、郁金各 12 ~ 18 克，桃仁 10 ~ 16 克，生甘草 3 ~ 6 克。

用量用法： 水煎服，每日 1 剂，每日分 3 次温服。3 周为 1 个疗程。若经 1 个疗程治疗后，痛势明显减轻，续治疗程可改为每 2 日 1 剂（或每 3 日 2 剂），早晚各服 1 次。

主治功效： 滋阴化瘀，止痛通络。适用于带状疱疹后遗神经痛。

方义简释： 方中重用生地黄补气生津，辅以白芍、丹参柔肝而和营；白芍有较好的强体、抗炎、镇痛作用；丹参能改善微循环，增强病变局部之营养；三药合用濡养肌筋，和营气而利血脉。佐以桃仁、郁金、延胡索、半枝莲、生甘草化瘀活血，清解湿热余毒，行气止痛。诸药合用，阴滋筋濡，气行瘀化，营畅络通，疼痛麻木之候则自然消除。

解毒止痛汤

原料组成：连翘、蒲公英、大青叶各28克，金银花50克，栀子、紫草、延胡索、川楝子各16克，黄柏18克，板蓝根50克，生甘草、胆草各8克。

用量用法：水煎服，每日1剂，每日3次温服，12剂为1个疗程。

主治功效：解毒清热，化瘀止痛，利湿活血。适用于带状疱疹。

方义简释：方中的板蓝根、金银花、蒲公英、连翘、大青叶、紫草解毒清热，抗病毒感染；黄柏、栀子清热除湿；胆草清利肝胆湿热；延胡索、川楝子行气活血止痛；生甘草清热补中，调和诸药。

黄芪解毒方

原料组成：黄芪、丹参、板蓝根、何首乌藤各28克，地龙、威灵仙、鸡内金各16克，延胡索、柴胡各8克，蜈蚣2条，青黛适量。

用量用法：水煎服，每日1剂，每日2次温服，15天为1个疗程。同时外敷青黛适量（水疱破者，用青黛末直接外敷患处；水疱未破者，用温开水调青黛敷患处）。

主治功效：通络健脾，止痛解毒。适用于老年带状疱疹后遗神经痛。

方义简释：方中加黄芪、鸡内金、何首乌藤，旨在益气健脾、补脾和胃、养心安神；蜈蚣、威灵仙、地龙、延胡索、柴胡、丹参、板蓝根活血通络、解毒止痛；青黛有清热解毒之功，外敷患处，可促使水疱迅速结痂，皮疹消失。

凉血解毒汤

原料组成：连翘、生地黄各 16 克，泽泻 6 克，车前子 11 克，龙胆草、黄芩、栀子、牡丹皮、木通、生甘草各 7 克。

用量用法：水煎服，每日 1 剂，每日分 3 次温服。

主治功效：清热利湿解毒，泻肝胆实火。适用于带状疱疹。

方义简释：方中的龙胆草、黄芩清肝泻火；连翘、栀子、生甘草清热解毒；生地黄、牡丹皮活血凉血；木通、车前子、泽泻清热化湿。

升清透邪散加味

原料组成：蝉蜕、制大黄、炮鳖甲、桂枝、路路通各 6 克，白僵蚕、王不留行各 8 克，姜黄 5 克，白芷、郁金各 11 克，千年健、丝瓜络各 16 克。

用量用法：水煎服，每日 1 剂，每日分 2 次，早晚各服 1 次。

主治功效：通络止痛，升清透邪，降浊和营。适用于带状疱疹。

方义简释：方中的白僵蚕、蝉蜕、姜黄、制大黄四味乃名方升降散之主药，透郁清热，降浊升清。其中蝉蜕质轻上浮，配白僵蚕祛风柔络而止痛；制大黄清热逐瘀，姜黄活血行气，合而有显著的止痛效果，使余毒瘀热从下而泄；炮鳖甲能促进血液循环，疏通经络；桂枝、路路通、王不留行、郁金、千年健、丝瓜络都有活血、消肿、祛风止痛的功效。诸药合用，升清透邪，降浊和营，止痛通络，用于治疗带状疱疹后遗神经痛有满意效果。

原料组成：香附7克，柴胡、黄芩、当归、郁金各8克，白芍18克，川芎、延胡索各11克。

用量用法：水煎服，每日1剂，每日分2次，早晚各服1次。

主治功效：清热解毒，通络止痛，理气活血，益气扶正。适用于带状疱疹及后遗神经痛。

方义简释：方中的柴胡疏肝解郁，现代药理研究证明柴胡对于体液免疫和细胞免疫均有增强作用；黄芩可清解肝热及解毒邪；当归、白芍柔肝养血理气，缓急止痛；延胡索、郁金、香附、川芎活血止痛。诸药合用，共奏活血理气、益气扶正、清热解毒、通络止痛之功。

第2章 肝胆病经典处方

肝癌

肝癌即肝脏恶性肿瘤，可分为原发性和继发性两大类。原发性肝脏恶性肿瘤起源于肝脏的上皮或间叶组织，是高发的、危害极大的恶性肿瘤；继发性肝癌称为肉瘤，与原发性肝癌相比较为少见。继发性肝癌或称转移性肝癌，指全身多个器官起源的恶性肿瘤侵犯至肝脏。一般多见于胃、胆道、胰腺、结直肠、卵巢、子宫、肺、乳腺等器官恶性肿瘤的肝转移。

健脾和中汤

原料组成： 郁金 11 克，茯苓 16 克，醋柴胡、川楝子、白术、陈皮各 13 克，黄芪、白花蛇舌草、白芍各 28 克，党参 18 克，大枣、炙甘草各 6 克。

用量用法： 每日 1 剂，水煎取 400 毫升，每日分 2 次，早晚各服 1 次，30 天为 1 个疗程。

主治功效： 疏肝柔肝，健脾和中，利湿清热，解毒抗瘤。适用于肝癌。

方义简释： 本方以党参、黄芪、白术、茯苓、大枣、炙甘草和中健脾；以醋柴胡、郁金、川楝子、白芍、陈皮柔肝疏肝，结合白花蛇舌草解毒清热利湿抗肿瘤的基本方，并随证加减。治疗结果表明，健脾和中汤能明显改善中晚期肝癌患者的临床症状，虽然其体征改变不显著，而且肿块缩小率不及化疗，但肿瘤的稳定率较高，患者的一般状况及平均生存时间明显优于化疗。

泻下攻毒汤

原料组成： 柴胡、木通、泽泻各13克，党参、川楝子各16克，蜈蚣3条，全蝎6克，附子、肉桂、干姜、白芍各18克，生黄芪、熟地黄、赭石各28克。

用量用法： 水煎服，每日1剂，每日分2次，早晚饭后服。

主治功效： 散寒化瘀，温阳，泻下攻毒。适用于肝癌。

方义简释： 方中的附子、肉桂、干姜散寒温阳；党参、生黄芪、熟地黄、白芍补气血扶正；柴胡、川楝子、赭石、全蝎、蜈蚣调肝气以理肝活血；泽泻、木通用以利水。诸药共奏温阳扶正益气、破瘀泻利攻毒之功，而获消积治癌之效。

化瘀解毒汤

原料组成： 白术、莪术、柴胡、大黄各13克，党参、薏苡仁、白花蛇舌草、半枝莲各28克，鳖甲、穿山甲（代用品）各16克，蜈蚣2条。

用量用法： 水煎内服，每日1剂，每日分2次温服，30天为1个疗程。

主治功效： 活血化瘀，健脾利湿，解毒散结。适用于肝癌。

方义简释： 方中的党参、薏苡仁、白术利湿健脾；柴胡、莪术理气疏肝；大黄活血化瘀；鳖甲、穿山甲（代用品）、白花蛇舌草、半枝莲、蜈蚣解毒散结。同时，上述诸药经药理研究证实，均有直接或间接抑制癌细胞生长的作用。全方用药攻补兼施、辨证辨病相结合，故而可取得较好疗效。

扶正祛邪汤

原料组成： 丹参、白术、三棱、莪术、炒山楂、炒神曲、炒麦芽、炙甘草各13克，黄芪、党参、茯苓、龟板、鳖甲、茵陈、柴胡、泽泻各16克，白花蛇舌草28克。

用量用法： 水煎内服，每日1剂，每日分2次温服，15天为1个疗程，共治疗3个疗程以上。

主治功效： 祛邪扶正，软肝散结。适用于弥散性肝癌。

方义简释： 方中的黄芪、党参活血补气扶正；丹参活血；柴胡理气疏肝；白术、茯苓益气健脾；龟板、鳖甲软坚；三棱、莪术散结祛瘀；茵陈、泽泻利湿；白花蛇舌草解毒；炒山楂、炒神曲、炒麦芽消食；炙甘草健脾并调和诸药。上方诸药共奏祛邪扶正，散结软肝之效。

化痰利水丸加减

原料组成： 熟地黄24克，茯苓、牡丹皮、泽泻、山药各11克，山茱萸11克。

用量用法： 清水浸泡此方药约30分钟，然后用武火煎药至沸腾，再以文火煎煮30分钟，阿胶冲服。每日1剂，每日分3次温服，6剂为1个疗程，需用药18～25个疗程。

主治功效： 化痰利水，滋补阴津。适用于肝癌。

化痰利水丸加减

方义简释：方中的熟地黄滋阴补肾，补肝养血，益髓填精；山药补脾益胃，生化气血，助熟地黄补阴血得气而化生；山茱萸补养肝肾，强筋健骨，固精涩气，滋补壅滞气机；泽泻与熟地黄壅滞之气，以使熟地黄更好地滋补阴血；茯苓健脾渗湿，既助山药益肾补气健脾，又使山药固脾不恋湿；牡丹皮既能清热补虚，又能使山茱萸温阳不助热

调理肝脾汤加味

原料组成：赤芍、党参各 28 克，柴胡 11 克，白术、茯苓各 16 克，法半夏、陈皮各 13 克，甘草 6 克。

用量用法：水煎服，每日 1 剂，水煎至 300 毫升，每日 2 次，早晚分服，25 剂为 1 个疗程。

主治功效：健脾和胃，疏肝理气，破瘀止痛，软坚散结。适用于原发性肝癌。

方义简释：方中的柴胡、赤芍理气疏肝，柔肝养血，化瘀活血，保护肝细胞，加强肝细胞再生和抗肝纤维化；陈皮、法半夏和胃健脾，降逆止呕，可增加食欲和减轻呕吐反应；党参、茯苓、白术、甘草补中益气，养胃健脾，培补“后天之本”，提高消化与吸收功能，对增强体质起着至关重要的作用；赤芍与甘草配合起缓急止痛作用。

肝硬化

肝硬化是一种慢性、进行性的疾病，主要发生在肝细胞广泛坏死的基础之上，由肝脏纤维组织弥漫性增生，形成多种问题如结节、假小叶，以至于肝脏的正常结构和血供受到破坏。此疾病的高发群体为20~50岁的男性，其主要病因包括乙型肝炎病毒感染、长期酒精中毒、非酒精性脂肪性肝病等。肝硬化根据造成的原因不同可被分为多种类型，如病毒性肝硬化、酒精性肝硬化等，也可以分为代偿期肝硬化和失代偿期肝硬化。

肝硬化的症状表现多种多样，早期可能无症状，或有乏力、食欲减退、腹泻等非特异性的表现。随着病变进展，患者可能出现黄疸、消瘦、乏力、腹水、昏迷等症状。引起病毒性肝硬化的主要是乙型、丙型和丁型肝炎病毒，具有一定的传染性，传播途径包括血液传播、体液传播和母婴传播等。

疏肝健脾汤

原料组成：炒白术、半边莲、丹参、茯苓皮各28克，地鳖虫4克，赤芍、大腹皮各16克，柴胡13克，炮穿山甲（代用品）、炒枳壳、陈皮、甘草各6克，黄芪18克。

用量用法：水煎服，每日1剂，每日2次，早晚分服。

主治功效：健脾疏肝，利水消肿，行气活血。适用于肝硬化。

方义简释：本方采用黄芪、炒白术益气健脾，降浊升清；丹参、地鳖虫、炮穿山甲（代用品）通络活血；柴胡、赤芍、炒枳壳、甘草理气疏肝；茯苓皮、大腹皮、半边莲、陈皮行气消肿利水。诸药合用，共奏健脾疏肝、活血行气、消肿利水之功。

软肝利湿汤

原料组成： 红花、赤芍各11克，当归、穿山甲（代用品、先煎）、桃仁各16克，丹参、牡蛎（先煎）、生黄芪、泽泻各28克，白术23克，鳖甲（先煎）、茯苓、葶苈子、大腹皮各18克，青皮13克。

用量用法： 水煎服，每日1剂，每日2次，早晚分服。

主治功效： 软肝利湿，益气健中。适用于肝硬化。

方义简释： 方中的生黄芪、白术有健中益气、消肿利水之功。《本草汇言》曰："白术，乃扶植脾胃，散湿除痹，消食除痞之要药也。"中医药理研究证实：白术、鳖甲均能纠正白蛋白、球蛋白的比例，保护肝细胞。大腹皮、茯苓入脾胃经，化湿健脾，消肿利水。红花、赤芍、当归、穿山甲（代用品）、桃仁、丹参都具有活血化瘀的功效；牡蛎具有降脂的功效，泽泻、葶苈子有利水渗湿、化浊降脂、行水消肿的功效；青皮能疏肝破气、消积化滞。全方诸药相配，具有化瘀柔肝、攻下逐水之效，临证时需随证施治，灵活运用，每获良效。

活血利气汤

原料组成： 当归15克，丹参、黄芪各18克，赤芍11克，桃仁、穿山甲（代用品）各13克，土鳖虫、败酱草、山豆根、虎杖、黄精、三棱、莪术各16克。

用量用法： 水煎服，每日1剂，每日2次，早晚分服。

主治功效： 活血养血，软肝散结。适用于肝硬化。

活血利气汤

方义简释： 方中的黄芪、当归、黄精益气养血补血；丹参、赤芍、桃仁、三棱、莪术、穿山甲（代用品）、土鳖虫化瘀活血，以上诸药均有明显的抗肝纤维化的作用；败酱草、虎杖、山豆根利湿清热。诸药共奏活血养血、散结化瘀之功，故可取得较好疗效。

行气化瘀汤

原料组成： 制大黄、桃仁、土鳖虫各 7 克，苍术、白术、川牛膝、怀牛膝、防己各 28 克。

用量用法： 水煎服，每日 1 剂，每日 2 次，早晚分服。

主治功效： 利湿健脾，化瘀活血。适用于肝硬化。

方义简释： 方中的苍术、白术益气健脾；防己利水胜湿，有通利小便之功；川牛膝、怀牛膝、土鳖虫、桃仁、制大黄入肝经，破血逐瘀、软坚散结。诸药配伍，共奏扶脾土、散瘀行血、化瘀除积、通利水道之功，组方攻中有补，补而不腻。

健脾养肝汤

原料组成： 党参、白术各 15 ~ 28 克，生黄芪 30 ~ 50 克，丹参、赤芍各 10 ~ 28 克，莪术、郁金各 13 克。

用量用法： 水煎服，每日 1 剂，水煎 2 次，混匀分 2 次服。

主治功效： 养肝健脾，活血利湿。适用于肝硬化。

方义简释： 方中的生黄芪、党参、白术益气健脾为君药，中医药理研究证实，三药有提高免疫功能、改善肝功能、提升肝细胞修复能力的作用。郁金、莪术、丹参、赤芍有活血化瘀利气、抗肝纤维化的作用。全方可养肝健脾、利气活血、清利水湿，故疗效较好。

消痞化积汤

原料组成： 鳖甲、龟板、益母草、泽兰、泽泻、猪苓各18克，黄芪、薏苡仁、茯苓、茯苓皮各28克，丹参、赤芍、柴胡、厚朴各16克，广三七、地鳖虫各13克。

用量用法： 水煎服，每日1剂，每日2次，早晚分服，30天为1个疗程。

主治功效： 健脾益气，祛瘀清胀，化湿利水。适用于肝硬化。

方义简释： 方中的黄芪升阳益气，化湿健脾；茯苓、薏苡仁利湿淡渗；猪苓、泽泻、茯苓皮消肿利水；柴胡、厚朴解郁疏肝，化湿理气；丹参、赤芍、益母草、泽兰化瘀活血，消肿利水；地鳖虫、广三七活血逐瘀；鳖甲、龟板散结软坚，化积消痞。诸药合用，共奏健脾益气、化湿利水、祛瘀清胀之功。

软坚消瘀方

原料组成： 制黄精、党参、北沙参、川郁金各11克，延胡索、生黄芪各16克，炙鳖甲、羊蹄根、仙鹤草、焦白术各28克，茯苓24克，牡丹皮、麦冬、莪术、大腹皮、炙龟板各7克。

用量用法： 水煎服，每日1剂，每日分2次服，连续服用，3个月为1个疗程。

主治功效： 软坚消瘀，滋补肝肾，健脾益气。适用于肝硬化。

方义简释： 方中的制黄精、北沙参、麦冬、炙龟板滋肾补肝，滋水以涵木；炙鳖甲消痞软坚；延胡索行血中气滞；川郁金行气中血滞；牡丹皮化瘀凉血；莪术消痞破瘀，又能开胃健脾；羊蹄根生新祛瘀；仙鹤草凉血补血，止血；党参、生黄芪、焦白术补脾；茯苓淡渗，健脾利湿；大腹皮行气宽中，消肿利水。

脂肪肝

脂肪肝，也称脂肪性肝病，是由各种原因，如遗传易感性、环境因素和代谢应激引起的，以肝细胞脂肪变为基本病理特征的疾病。它可以分为酒精性脂肪性肝病、非酒精性脂肪性肝病和特殊类型脂肪肝，其中以非酒精性肝病最常见。患病的人群主要是肥胖、代谢综合征、2 型糖尿病以及长期过量饮酒者。

脂肪肝的症状主要取决于病害程度。大多数慢性脂肪肝，如酒精性或非酒精性肝病，起初多无症状，但随着病情发展可能会出现肝脏增大甚至肝硬化的症状。急性脂肪肝则表现为类似于急性重症肝炎和肝功能衰竭的症状。

原料组成： 丹参、泽泻、白术、茯苓、金钱草各 28 克，川芎 11 克，郁金、延胡索、三七参、生山楂、决明子、玉米须各 16 克。

用量用法： 水煎服，每日 1 剂，每日 2 次，早晚分服。

主治功效： 健脾疏肝。适用于脂肪肝（肝郁脾虚型）。

方义简释： 方中的泽泻、丹参利湿化浊，化瘀活血为君药；白术、茯苓健脾利湿，化浊降脂；三七参、生山楂、川芎化瘀活血，消积降脂，共为臣药；延胡索、郁金、金钱草、玉米须疏肝解郁，行气止痛，利胆退黄；决明子润肠清肝，通便降浊，共为佐使。全方配伍共奏利湿化浊、化瘀活血、健脾疏肝之功。

清肝滋肝汤

原料组成： 月季花、柴胡各 13 克，赤芍、枳壳、山楂、郁金、丹参、茯苓、何首乌、决明子、枸杞子、黄精、苍术、陈皮、莪术各 18 克。

用量用法： 水煎服，每日 1 剂，每日 2 次温服。30 日为 1 个疗程，一般连用 3 个疗程，最长者为 6 个疗程。

主治功效： 健脾疏肝，祛脂化瘀。适用于脂肪肝。

方义简释： 方中的柴胡、枳壳理气疏肝；赤芍、丹参、郁金、莪术、月季花入肝经，祛瘀活血；苍术、陈皮、茯苓、山楂消食健脾，除湿浊；枸杞子、黄精、何首乌、决明子滋肝清肝。诸药配合，共奏祛脂疏肝、健脾理血之功。

保肝降酶汤

原料组成： 白芍、人参、炒莱菔子各 11 克，柴胡、炙甘草各 6 克，炒枳实、炒白术、陈皮、半夏、茯苓、女贞子各 13 克，生山楂、连翘、神曲、生麦芽、泽泻、决明子、干荷叶、丝瓜络、夏枯草各 16 克。

用量用法： 水煎服，每日 1 剂，煎 2 次，分 2 次服。30 天为 1 个疗程，连续服用 1 ~ 2 个疗程。

主治功效：降酶保肝。适用于肥胖性脂肪肝。

方义简释：本方以四逆散疏散肝气，四君子汤健脾行气，保和丸化滞利痰，加用含有齐墩果酸的女贞子、丝瓜络、夏枯草降酶保肝，能够提高人体脂质代谢；决明子、生山楂、泽泻、干荷叶降脂抑脂，故对脂肪肝有较好的疗效。

保肝降酶汤

原料组成：吴茱萸 4 克，黄连、大黄各 6 克，蒲公英、败酱草各 18 克，郁金、山楂各 16 克。

用量用法：水煎服，每日 1 剂，每日分 2 次服。

主治功效：利胆疏瘀，养阴温肝，解酒精毒。适用于酒精性脂肪肝。

方义简释：方中的吴茱萸温肝升阳，助肝疏泄，为主药；大黄性寒味苦泻脾，为臣药；山楂味酸、甘，以助肝阴；黄连清心退热，泻火除烦；蒲公英、败酱草清热解毒；郁金行气活血，解郁疏肝。

养肝理脾方

原料组成：白术、茯苓各 18 克，柴胡 11 克，山楂、黄芪、干荷叶各 16 克，陈皮、法半夏各 13 克，穿山甲（代用品）4 克。

用量用法：水煎服，每日 1 剂，首煎加水 400 毫升，煎 30 分钟，取汁 150 毫升，再煎加水 300 毫升，煎 20 分钟，取汁 150 毫升，将两次水煎液混合，分 2 次早晚口服，60 天为 1 个疗程。

主治功效：化湿健脾，利浊，疏肝活血，通络。适用于脂肪肝。

化湿健脾汤

化湿健脾汤

方义简释：方中的柴胡、白术、黄芪健脾疏肝；山楂、穿山甲（代用品）活血通络，祛除肝经之瘀结；茯苓利水渗湿，健脾；干荷叶利湿通便；陈皮理气健脾；法半夏燥湿化痰。全方共奏健脾疏肝、利降湿浊、通络活血之功，故对脂肪肝的治疗有卓效。

化痰泄浊汤

原料组成：白术、神曲、茵陈各 18 克，柴胡、枳实各 13 克，茯苓、莱菔子各 16 克，半夏、白芥子各 11 克，海藻 60 克。

用量用法：每日 1 剂，水煎约 400 毫升，每日分 2 次，早晚各服 1 次。3 个月为 1 个疗程，治疗 1 个疗程后统计结果。

主治功效：泄浊化痰，消食健脾。适用于脂肪肝。

方义简释：方中的柴胡疏肝解郁；海藻、白芥子、莱菔子、枳实、茵陈泄浊化痰；白术、茯苓、半夏健脾利湿；神曲健脾消食、化酒食陈腐之积。诸药合用，使肝得疏泄，脾得健运，痰化浊泄，调畅气血，积消结散。

补肝降脂方

原料组成：陈皮、苍术、半夏各 7 克，茯苓、泽泻、炙鸡内金、生山楂、决明子、枸杞子、制何首乌、杜仲、丹参各 16 克。

用量用法：水煎服，每日 1 剂，每日分 3 次温服。

主治功效：补肝降脂，补肾活血。适用于脂肪肝。

补肝降脂方

方义简释：方中的苍术、陈皮、半夏、茯苓、泽泻、炙鸡内金利湿健脾；生山楂、决明子、枸杞子有补肝降脂之功；杜仲、制何首乌、丹参可活血补肾，协助扶正降脂。

慢性肝炎

慢性肝炎是指由不同病因引起的，病程至少持续6个月的肝脏坏死和炎症。比如感染肝炎病毒（乙肝病毒、丙肝病毒）、长期饮酒、服用肝毒性药物等。临床上可有相应的症状、体征和肝生化检查异常，也可以无明显临床症状，仅有肝组织的坏死和炎症。

慢性肝炎是一类疾病的统称，病因不同，其临床特点、治疗方法以及预后结局可能有所不同。但它们也有一些共同特征：第一，肝功能反复波动，迁延不愈。第二，肝组织均有不同程度的坏死和纤维结缔组织增生。第三，病情发展的最终阶段均为肝硬化。

解毒活血汤

原料组成：党参、丹参各16克，白花蛇舌草、白茅根各28克。

用量用法：水煎服，每日1剂，每日分3次温服。

主治功效：解毒清热，化瘀活血。适用于慢性活动性肝炎。

方义简释：慢性肝炎因湿热瘀毒未尽，故治以白花蛇舌草解毒清热，白茅根清热凉血，丹参养血活血化瘀，党参益气扶正，以提高抗病毒能力。全方用药味数不多，但组方严谨，用药得当，共奏解毒清热、活血化瘀、除湿之功。

养血柔肝汤

原料组成：当归 11 克，白芍、柴胡、茯苓、板蓝根、败酱草各 16 克，甘草 6 克，生姜 13 克，红枣 5 枚。

用量用法：将药用清水浸泡 30 分钟，每剂煎煮 3 次，每次煎煮 30 分钟，将 3 次所煎的药液混合。每日 1 剂，分 3 次于饭后 1 小时温服。

主治功效：健脾疏肝，清热解毒。适用于急、慢性乙型肝炎，或有胁肋疼痛隐隐，或两胁胀痛不舒，中医辨证属于湿热中阻、肝郁气滞者。

方义简释：方中的柴胡解郁疏肝；当归、白芍柔肝养血；茯苓、甘草、生姜、红枣和胃健脾，此乃逍遥散益肝健脾之意；板蓝根、败酱草解毒清热，抗菌谱较广，又兼有抗病毒作用，尤其对肝炎病毒有较强的杀灭作用，并能促进肝细胞再生，防止肝细胞变性。以上诸药相伍，既可以通过解毒清热、杀灭病菌等作用以祛邪，又可通过健脾疏肝而调动机体抗病力以扶正。

生地黄清肝汤

原料组成：白芍、赤芍、滁菊、牡丹皮各 7 克，生地黄、水牛角、山羊角、白茅根各 16 克。

用量用法：将药用水浸泡 30 分钟，每剂煎煮 2 次，每次煎煮 30 分钟，将两次所煎的药液混合。每日 1 剂，分 2 次于饭后温服。

主治功效：凉血清热解毒。适用于慢性迁延性肝炎。

方义简释：方中的生地黄养肝生血，清血热；白芍滋肝养阴，敛肝升阳；赤芍泄肝热，破血痹；滁菊疏风散热，配伍山羊角降肝火、熄肝风；水牛角性走散，入心肝胃经，清热解毒、消瘀血、治发黄、疗面黑；白茅根入血分，凉血利尿，引热下行，使邪热有所出路；牡丹皮属血分药，辛苦微寒，既散肝中伏火又清肾中相火，消瘀血、除症坚而无伤正败胃之弊。

益肾壮阳汤

原料组成：黄芪、熟地黄各 16 克，党参、巴戟天、仙茅、淫羊藿、黄柏各 7 克，虎杖、六月雪、狼巴草各 28 克。

用量用法：水煎服，每日 1 剂，每日分 2 次服。

主治功效：壮阳益肾，解毒清热。适用于腰酸畏寒，神疲乏力，大便溏薄，食欲不振，苔薄白，脉沉细及乙型肝炎病毒抗原长期阳性者。

方义简释：方中的黄芪、党参、熟地黄、巴戟天、仙茅、淫羊藿温肾益气壮阳；六月雪、狼巴草、虎杖、黄柏清热解毒，腹泻时可加入香连丸解毒理气。诸药协用，可益肾脏精气，泻相火邪毒，而使乙肝病毒抗原转阴。

清热解毒汤

原料组成： 紫金牛、黄芪各18克，半枝莲28克，石见穿、白花蛇舌草、枳壳、白术各16克，柴胡10克，藿香11克，郁金、赤芍各13克。

用量用法： 水煎服，每日1剂，每日分3次温服。

主治功效： 解毒清热，行气疏肝活血。适用于慢性乙型肝炎。

方义简释： 方中的半枝莲、紫金牛、石见穿、白花蛇舌草解毒清热；郁金、赤芍、枳壳、柴胡行气疏肝活血；黄芪、白术、藿香益气健脾、除湿。

健脾渗湿汤

原料组成： 太子参、薏苡仁各28克，焦白术、丹参、淫羊藿、砂仁（舂）、鳖甲（先煎）、赤小豆各16克，黄芪、茯苓、鸡内金、山药、蒲公英、白花蛇舌草各18克。

用量用法： 水煎服，每日1剂，每日分2次温服。

主治功效： 补肾益气，健脾渗湿。适用于慢性乙型肝炎。

方义简释： 方中的太子参、黄芪、焦白术、淫羊藿补肾益气；茯苓、薏苡仁、鸡内金、砂仁、山药、赤小豆健脾利湿；佐以丹参、鳖甲通瘀软坚；蒲公英、白花蛇舌草清解余毒。痼疾宜缓图，一般患者服药80余剂，诸症悉除。

慢性胆囊炎

慢性胆囊炎是由急性或亚急性胆囊炎反复发作，或长期存在的胆囊结石所致的胆囊功能异常，其发病基础是胆囊管或胆总管梗阻。根据胆囊内是否存在结石，分为结石性胆囊炎与非结石性胆囊炎。非结石性胆囊炎是由细菌、病毒感染或胆盐与胰酶引起的慢性胆囊炎。

诱发慢性胆囊炎的因素包括暴饮暴食、进食油腻食品、肥胖、脂肪肝、缺乏运动、不吃早餐和胆囊结石家族史等。约 70% 的慢性胆囊炎患者无明显症状，较为常见的症状是反复发作的右上腹不适或者右上腹痛，患者常在饱食或进食油腻食品后出现腹胀、腹痛等症状。

利胆和胃汤

原料组成：竹茹、茯苓、黄芩、碧玉散（滑石、甘草、青黛）各 7 克，青蒿脑、仙半夏、枳壳、陈皮、白术各 6 克，泽泻 16 克。

用量用法：用水浸泡方药约 30 分钟，然后用大火煎药至沸腾，再以小火煎煮 30 分钟。每日 1 剂，每日分 3 次温服。7 剂为 1 个疗程，需用药 4 ~ 6 个疗程。

主治功效：利胆和胃，清热燥湿。适用于慢性胆囊炎。

方义简释：方中的青蒿脑清透少阳胆热；黄芩苦寒，清热利湿；竹茹和胃清胆，降逆化痰；仙半夏利湿化痰，和胃降逆；茯苓健脾利湿，导湿下行；枳壳下气宽中，除痰消痞；陈皮化痰理气，开胸利膈；青黛清泄内热；滑石利湿清热；泽泻渗利水饮；白术健脾利湿，升清降浊；甘草益气和中，并调和诸药。

清热止痛汤

原料组成： 郁金、黄芩、栀子、木香、鸡内金、川楝子、延胡索、佛手、白术各13克，金钱草、枳壳、山楂各28克。

用量用法： 水煎服，每日1剂，每日2次，早晚分服。

主治功效： 清热止痛，清肝利胆。适用于慢性胆囊炎。

方义简释： 方中金钱草利胆清肝，枳壳理气宽中。余药行肝气，解湿热，止疼定痛，消食化积。中医药理研究证实：郁金、黄芩、栀子、金钱草等具有加快肝细胞分泌胆汁的作用；延胡索可使胆囊的血流量增加；川楝子能拮抗乙酰胆碱引起的收缩活动。方中诸药配伍严谨，为治疗慢性非结石性胆囊炎之良方。

温阳化火汤

原料组成： 黄芩、党参各13克，半夏11克，黄连4克，干姜、甘草各6克，大枣4枚。

用量用法： 水煎服，每日1剂，每日2次，早晚分服。

主治功效： 理气疏肝。适用于慢性胆囊炎。

方义简释： 温阳化火汤出自《伤寒论》，以半夏为君，和胃泄热，降逆消痞；黄芩、黄连苦寒泄热而和中；干姜性味辛温，温中散寒；党参、甘草、大枣性味甘温以补脾胃之虚，复脾胃升降之机。诸药相合，辛开苦降，寒温并用，阴阳并调，使壅滞之浊邪开泄，中焦之气机调畅，则痞满胞胀之症自消。

温阳通经汤

原料组成： 麦冬、北沙参、当归各7克，生地黄24克，枸杞子16克，川芎4克，白芍、川楝子、桃仁、红花各6克。

用量用法： 用水浸泡方药约30分钟，然后用大火煎药至沸腾，再以小火煎煮30分钟。每日1剂，每日分3次温服。7剂为1个疗程，需用药5～8个疗程。

主治功效： 活血化瘀，滋补阴津。适用于慢性胆囊炎。

方义简释： 本方重用生地黄滋阴养血，补肝益阴；北沙参养肝滋阴；麦冬滋肝养阴，清虚热；枸杞子滋阴养肾而涵肝木；当归补肝血而化阴；川楝子既能解郁疏肝，又能制约滋补药而不壅滞气机，还能清泄肝中郁热；白芍补血止痛缓急；桃仁、红花、川芎行气化瘀活血。

养血缓急汤

原料组成： 枳实、茵陈、金钱草、郁金各16克，柴胡11克，延胡索13克，黄芩、栀子各7克，大黄4克，白芍28克，川楝子、甘草各6克。

用量用法： 水煎服，每日1剂，加水400毫升，煎取200毫升，早晚分服。

主治功效： 理气活血，疏利肝胆。适用于慢性胆囊炎。

方义简释： 方中的柴胡为少阳胆经专药，条达肝气，解郁疏肝；配以枳实、川楝子、延胡索理气止痛活血；茵陈、金钱草清肝胆之郁火，除下焦湿热；黄芩清少阳之相火；栀子清泻三焦之火，佐以大黄逐瘀泄热，使湿热从大便出；郁金为血中之气药，活血行气，退黄利胆；白芍、甘草柔肝抑阳，养血缓急。

清胆调气汤

原料组成：柴胡24克，天花粉11克，黄芩、桂枝、牡蛎、甘草、干姜、黄连、人参各7克。

用量用法：用水浸泡方药约30分钟，然后用大火煎药至沸腾，再以小火煎煮30分钟。每日1剂，每日分3次温服。7剂为1个疗程，需用药4～6个疗程。

主治功效：调气清胆，兼以温阳。适用于慢性胆囊炎。

方义简释：方中的柴胡清热调气；天花粉清热化饮；牡蛎散结软坚；桂枝通阳达气，助阳化气；黄连、黄芩清热利湿，降逆和中；干姜散寒温阳；人参补脾益胃；甘草和中益气，顾护脾胃。

健脾降逆汤

原料组成：大黄、枳实（炙）各10克，柴胡、黄芩各7克，白芍、木香、白术各11克。

用量用法：水煎服，每日1剂，每日分2次，早晚各服1次。

主治功效：健脾，降逆止痛，疏肝利胆，解郁。适用于慢性胆囊炎。

方义简释：方中的柴胡解郁疏肝，白芍缓急止痛，养血柔肝；木香、枳实止痛行气；白术健脾，黄芩、大黄利湿清热，泻下。全方具有疏肝利胆，健脾止痛之效，肝疏气畅脾运而不生湿热之邪，则胆腑清宁。

急性胆囊炎

急性胆囊炎是发生于胆囊的急性炎症，是一种常见的消化道疾病。本病常由胆囊管梗阻和细菌感染引起，是外科中“排行第二”的急腹症，仅次于急性阑尾炎。任何年龄的人，都可能患急性胆囊炎。

根据病因，急性胆囊炎可分为急性结石性胆囊炎和急性非结石性胆囊炎。急性结石性胆囊炎是由胆囊结石引起的，约 90% 以上的患者有胆囊结石；急性非结石性胆囊炎不是由胆囊结石引起的，其发病率为急性胆囊炎的 5% ~ 10%。其中，急性结石性胆囊炎在女性中多见。

理气止痛方

原料组成： 栀子、大黄（后下）各 13 克，茵陈、车前草、鸡内金、海金沙、金钱草各 28 克，延胡索 11 克，泽泻 18 克，川楝子、赤芍、白芍、枳实、生地黄、柴胡各 16 克。

用量用法： 水煎服，每日 1 剂，每日分 3 次温服，7 剂为 1 个疗程。

主治功效： 理气止痛，清利肝胆湿热。适用于急性胆囊炎。

方义简释： 方中的茵陈、栀子、大黄清利湿热；延胡索、枳实、川楝子止痛理气；柴胡、泽泻、车前草、鸡内金、海金沙、金钱草疏肝消石利胆；生地黄、赤芍、白芍滋阴柔肝。诸药合用，共奏清利肝胆湿热、止痛理气之效，故获良效。

理气止痛汤

原料组成： 栀子、金银花、茵陈各 18 克，防己、黄芩、木香、厚朴各 13 克。

用量用法： 水煎服，每日 1 剂，每日 2 次，早晚分服，1 个月为 1 个疗程。服药期间，忌食油腻、辛辣食物及酒类。

主治功效： 解毒清热，止痛理气。适用于急性胆囊炎。

方义简释： 本方用栀子、黄芩、金银花泻火清热；防己、茵陈清热利湿；木香、厚朴止痛理气。研究证实，黄芩、栀子、金银花、厚朴有较好的抗炎作用；黄芩、栀子、茵陈有利胆作用；木香、防己、黄芩有止痛解痉作用。诸药合用共奏利湿清热、止痛理气之效。

利湿清热汤

原料组成： 槟榔、炒扁豆各 16 克，金钱草、茵陈各 28 克，厚朴 11 克，枳壳、柴胡、白芍、大黄（后下）各 13 克。

用量用法： 水煎服，每日 1 剂，每日分 2 次，早晚空腹温服。

主治功效： 利湿清热，行气通下。适用于急、慢性胆囊炎。

方义简释： 本方重用金钱草，其为主药，功专利胆清热，退黄解毒，排石；配合茵陈蒿汤清湿利热，降瘀泄热，功专力宏；槟榔、厚朴、枳壳行气除胀，消积；大黄泻下，以治阳明热结；柴胡、白芍疏泄气机，缓急止痛；炒扁豆以健脾利湿。同时大黄配白芍治腹中实痛，枳壳配白芍治气血不和之腹痛烦满。本方适当随症加减，治疗急、慢性胆囊炎疗效确切。

原料组成： 柴胡、白芍、川楝子、延胡索、生甘草各9克，黄芩、蒲公英各15克。

用量用法： 水煎服，每日1剂，每日2次，早晚分服，10日为1个疗程。

主治功效： 疏肝利胆、清热止痛。

方义简释： 柴胡疏肝利胆；白芍疏肝解郁；川楝子、延胡索行气止痛；生甘草补脾益气；黄芩泻火解毒；蒲公英清热解毒。

第

3

章

呼吸病经典处方

肺炎

肺炎是由于病原体侵犯肺实质，并在肺实质中过度生长超出宿主的防御能力，导致肺泡腔内出现渗出物而引发的。首发症状为呼吸急促及呼吸困难，或有意识障碍、嗜睡、脱水、食欲减退等。

肺炎的发生和严重程度主要由病原体因素和宿主因素之间的平衡决定的。其中，以细菌性和病毒性肺炎最为常见。广义上，肺炎可由病原微生物、理化因素、免疫损伤、过敏及药物所致。

散结利咽散

原料组成： 桔梗、薄荷、牛蒡子各18克，连翘、金银花各28克，甘草、淡豆豉各16克，竹叶、荆芥穗各11克。

用量用法： 上药研末为散。每次18克，以鲜苇根煎汤代水煎药，煎至药香气大出，即趁热服用。病重者，约6小时1服，日3服，夜1服；轻者8小时1服，日2服，夜1服；3天为1个疗程，可连续服用2个疗程。

主治功效： 清热解毒，辛凉透表。适用于急性支气管炎、肺炎、流行性感冒、腮腺炎、百日咳、急性咽喉炎以及乙型脑炎等属外感温邪的疾病。

散结利咽散

方义简释：方中的金银花、连翘解毒清热，轻宣透表，用为主药；荆芥穗、薄荷、淡豆豉表邪辛散，透热外出，是为臣药；荆芥穗性味辛温，但温而不燥，且与金银花等辛凉解毒药物同用，则可增强发表之功；牛蒡子、桔梗、甘草能解毒清热，利咽散结；竹叶性味甘凉轻清，生津清热而止渴，均用为佐药；甘草补中又能调和诸药，兼为使者。全方性味辛凉解表，与清热解毒药物共同组方，可用于风热温邪诸证。

清肺养肺方

原料组成：全瓜蒌、野荞麦、鸭跖草、鱼腥草各 16 克，酸浆草、黄芩、旋覆花（包）各 9 克。

用量用法：水煎服，每日1剂，每日分2次，早晚各服1次。

主治功效：化痰截咳，宣清肺热。适用于肺炎。

方义简释：方中的鸭跖草、鱼腥草、野荞麦、酸浆草 4 味药，有清热解毒、散结消痈之功，有良好的杀菌作用，是控制肺部炎症的药物；黄芩擅清肺热，直折温邪；旋覆花、全瓜蒌化痰肃肺。

清解通腑汤

原料组成：鱼腥草、金银花、鸭跖草各 28 克，野荞麦根 60 克，黄芩 16 克，细柴胡、广郁金、生大黄（后下）各 9 克。

用量用法：水煎服，每日 2 剂，早晚各服 1 剂。

主治功效：清解通腑。适用于肺炎。

方义简释：方中的鱼腥草、金银花、鸭跖草、野荞麦根、黄芩解毒清热；细柴胡伍金银花可透邪清热；广郁金行气开郁，气行有助于热解；生大黄通腑泄热，又可解肺之郁热。

宣肺开郁方

原料组成：重楼、金银花、滑石、黄芩各24克，生石膏28克，连翘16克，佩兰、石菖蒲、瓜蒌仁各11克，麻黄、郁金、清半夏、乳香各9克，羚羊角粉1.2克，琥珀0.9克（后2味冲服）。

用量用法：水煎服，每日1剂，每日分2次服。

主治功效：宣肺开郁，清热解毒。适用于各种肺炎。

方义简释：方中的金银花、连翘解毒清热，配麻黄可宣肺透邪，配生石膏、黄芩、重楼、羚羊角粉可加重解毒清热之力，防止暑热之邪逆传心包而变生他证；滑石利湿清热，使暑热之邪从小便而解；佩兰可清暑化湿；石菖蒲、瓜蒌仁、清半夏化痰开郁；琥珀可宁心安神；郁金、乳香行气止痛，化瘀。

定喘除痰散

原料组成：石膏、败酱草、鱼腥草各28克，蒲公英、紫花地丁、苇茎、桑白皮各16克，薄荷6克(后下)，冬瓜仁、麻黄、桃仁、杏仁、野菊花、金银花、青天葵各11克。

用量用法：水煎服，每日1剂，每日分3次服。

主治功效：清热解毒，宣肺化痰。适用于肺炎。

方义简释：本方由千金苇茎汤合麻杏石甘汤、五味消毒饮加减而成。方中的麻杏石甘汤宣肺清热，除痰定喘，五味消毒饮加鱼腥草、败酱草加强清热解毒泻火的作用，更用薄荷解表，使邪从汗出。临床上治疗大叶性肺炎，或其他肺热喘咳等疾病，即便发热温度较高，病情较重，亦可用本方治疗。

肺癌

原发性支气管肺癌，简称肺癌，起源于气管、支气管黏膜或腺体，是最常见的肺部原发性恶性肿瘤。根据组织病理学特点不同，可分为非小细胞癌和小细胞癌。其中，非小细胞肺癌主要包括腺癌和鳞癌两个亚型。

肺癌属于中医学“肺积”“咳嗽”“咯血”等范畴。从临床实践中观察到，肺癌患者在咳嗽的同时，常伴有发热、咳痰、咯血、胸痛、口干咽燥、五心烦热、潮热、盗汗、消瘦、舌红少苔、脉细数等症状。

解毒抗癌汤

原料组成：鱼腥草28克，党参18克，仙鹤草、天冬、浙贝母、猫爪草、山海螺各16克，守宫5克。

用量用法：每日1剂，用水600毫升浸泡，水煎至200毫升，分早晚2次温服，连续服用8周为1个疗程。

主治功效：清肺健脾。适用于中晚期非小细胞肺癌证属脾虚痰瘀阻肺者。

方义简释：本方主要由鱼腥草、仙鹤草、党参、天冬、浙贝母、猫爪草、守宫、山海螺等药物组成。其中党参益气健脾，培土生金，辅助正气；天冬润肺养阴，清火生津；鱼腥草解毒清热，清肺化痰；仙鹤草消积补虚，又能止血，对肺癌咯血具有良好的疗效；浙贝母、猫爪草、山海螺善于散结化痰；守宫抗癌解毒。诸药合用，具有清肺健脾、化痰解毒散结之功效。

清热透络汤

原料组成： 鳖甲（先煎）、生地黄各18克，知母、牡丹皮各13克，青蒿16克。

用量用法： 水煎服，每日1剂，每日分2次服，15天为1个疗程。

主治功效： 养阴解毒。适用于肺癌。

方义简释： 方中的鳖甲退热滋阴，入络搜邪；青蒿芳香，清热透络，引邪外出；生地黄甘凉滋阴，清热凉血；知母、牡丹皮与鳖甲、青蒿配伍，共奏清热养阴之功。全方养阴解毒清热，标本兼顾，故用于肺癌发热，疗效较好。

清肺化痰加减方

原料组成： 天冬、麦冬、南沙参、北沙参、女贞子、山慈姑、枸杞子、苦参各11克，炙鳖甲、知母、炙僵蚕、生蒲黄（包）、泽漆、半枝莲各13克，太子参、仙鹤草、旱莲草各16克，金荞麦根18克。

用量用法： 水煎服，每日1剂，每日2次服。口服西黄丸，每次3克，每日2次服。

主治功效： 化痰清肺，养阴益气。适用于肺癌。

方义简释： 中医学认为，肺癌治疗不可求速效，一方有效，就应守方继进。本方中天冬、麦冬、北沙参、南沙参、太子参、知母、炙鳖甲、女贞子、旱莲草、枸杞子养阴益气，润肺生津以顾肺护胃；山慈姑、泽漆、金荞麦根、苦参、半枝莲等苦寒药物解毒清热，软坚散结；炙僵蚕、生蒲黄、仙鹤草等咸寒药物止痛祛瘀，通络凉血以抗癌。全方共达固正扶本，抑毒抗癌之效。

化痰散结汤加减

原料组成：八月札、山药、白术各 16 克，茯苓 18 克，西洋参 13 克，黄芪、薏苡仁、白花蛇舌草、瓜蒌各 28 克。

用量用法：水煎服，每日 1 剂，每日分 3 次服。

主治功效：扶正健脾益气、解毒化痰散结。适用于肺癌。

方义简释：方中的黄芪乃补气药主药，既可内补脏腑之气，又能益气固表；茯苓、白术善健脾和胃，益气补中，营运中州，诸脏得利，气虚得补；西洋参性凉而补；薏苡仁，性平味甘、淡，入中焦；山药味甘归脾，色白入肺，能滋润血脉，补气和中，固摄气化；瓜蒌、白花蛇舌草解毒清热散结；八月札既能理气散结，又能抗癌。诸药合力，共奏益气健脾、解毒清热、散结化痰之效。

调和解毒汤

原料组成：太子参 28 克，黄芪 28 ~ 60 克，麦冬、石斛各 16 克，蜈蚣 2 ~ 4 条，守宫 2 ~ 4 条，红枣、甘草各 13 克。

用量用法：水煎服，每日 1 剂，每日分 2 次服，30 剂为 1 个疗程。

主治功效：养阴益气。适用于肺癌。

方义简释：本方取黄芪、麦冬为君，养阴益气；太子参、石斛为臣，助芪麦补气阴；佐蜈蚣、守宫剔毒搜毒，以毒攻毒；以红枣、甘草为使，二者为解毒调和峻毒之品，辛温走窜、易耗气伤津，但与补气养阴药相伍，可奏补不留毒、攻不伤正之效。

原料组成：生天南星（包）、生半夏（包）各28克，川贝母、杏仁、青黛（包）、海蛤粉（包）各13克，白英、漏芦各18克，桔梗、甘草各6克，瓜蒌50克。

用量用法：生半夏、生天南星先煎2小时，然后下其他药。水煎服，每日1剂，每剂分2次服用，每次约200毫升。3剂为1个疗程，一般用2个疗程。服用期间忌烟、酒及辛辣食物。

主治功效：清热燥湿，止咳化痰。适用于各期肺癌出现的咳嗽、咳白痰、神疲乏力、胸闷气短等症状。

方义简释：方中的君药生半夏、生天南星，具有利湿化痰、散结消癌的作用。臣药漏芦、白英，具有抗癌清热、清肺泄热的功效。佐药瓜蒌，具有化痰清热、消肿散结的功效。青黛、海蛤粉为止咳名方，化痰清热；川贝母、杏仁亦有清热化痰止咳之功效。使药桔梗、甘草化痰利气，开宣肺气，引导诸药上浮于肺，共同发挥抗癌清热、止咳化痰之功效。

哮喘

哮喘，即支气管哮喘，是一种慢性气道疾病，以气道出现急性炎症反应为主要特征。临床表现为反复发作的喘息、气急、胸闷或咳嗽等症状。常在夜间及凌晨发作或加重，多数患者可自行缓解或经治疗缓解。

支气管哮喘与气道高反应性相关，严重者被迫采取坐位或呈端坐呼吸，干咳或咳大量白色泡沫痰，甚至出现发绀等，有时咳嗽是唯一的症状。有的青少年患者则以运动时出现胸闷、咳嗽及呼吸困难为唯一的临床表现。

清热祛痰汤

原料组成： 黄芩、桑白皮各 16 克，白果、麻黄、款冬花、半夏、紫苏子、木香、厚朴各 13 克，甘草 5 克。

用量用法： 水煎服，每日 1 剂，每日分 3 次服。

主治功效： 平喘止咳，宣肺散邪，清热祛痰。适用于哮喘缓解期。

方义简释： 方中的白果敛肺定喘，祛痰；麻黄宣肺散邪，平喘；一散一收，既可加强平喘之功，又防麻黄耗散肺气。黄芩、桑白皮泄肺热，平喘止咳，祛痰清热；紫苏子、半夏、款冬花降气平喘，祛痰止咳；厚朴、木香宽中理气平喘；甘草补中调和诸药。诸药合用，使肺气得宣，痰热得清，外邪得解，则咳喘痰多诸症自除，故其适用于素体痰多而复感外邪之痰热壅肺证。

宣肺平喘汤

原料组成： 白芍、麻黄、细辛、干姜、甘草、桂枝各9克，五味子、半夏各11克，石膏6克，葶苈子13克，大枣12枚。

用量用法： 用水浸泡方药约30分钟，然后用大火煎药至沸腾，再以小火煎煮30分钟。，每日1剂，每日分3次温服。

主治功效： 散寒温阳，兼以清热。适用于支气管哮喘。

方义简释： 方中的麻黄平喘宣肺，止咳降逆；桂枝温通阳气，化饮降逆；细辛温肺散寒化饮；干姜温肺醒脾化饮；五味子收敛肺气；白芍引阳药入阴而化饮；半夏燥湿醒脾，降肺化饮；石膏既清郁泄热，又防温燥药伤阴；葶苈子泻肺止逆；大枣、甘草补益肺气，培土生金。

培中益气汤

原料组成： 百合16克，麻黄4克，生黄芪18克，五味子、荆芥、白果、炒苏子、桔梗各6克，陈皮、麦冬、白前、紫菀、枇杷叶各13克。

用量用法： 水煎服，每日1剂，每日分3次温服。

主治功效： 法拟培中升清，宣肺化痰平喘。适用于哮喘。

方义简释： 方中的生黄芪益肺补脾，升阳气；麻黄、白果、桔梗平喘宣肺；陈皮、炒苏子、白前化痰降气；紫菀、枇杷叶、百合化痰润肺；麦冬、五味子益阴敛肺；荆芥升散辛温，升举清气上输于肺。合方而用，益气培中，升清于肺，升中寓降，以复肺宣开肃降之机，通利气道，哮喘缓解。

止痉通络汤

原料组成：蝉蜕、甘草、麻黄、僵蚕各13克，全蝎5克，地龙11克，细辛3克。

用量用法：水煎服，每日1剂，每日分2次，早晚各服1次。

主治功效：解痉平喘，宣肺祛痰。适用于哮喘。

方义简释：方中的僵蚕辛咸性平，能化痰祛风，有散结之力；地龙性味咸寒，善治肺热喘咳；蝉蜕性味甘寒，善疏风止痉散热；全蝎性味辛平，能息风，通络止痉。四药合用能治久咳之宿根。麻黄能开腠理，宣肺气；细辛温肺散寒；甘草补中，调和诸药。中医学认为，僵蚕、地龙、蝉蜕、全蝎以及麻黄、细辛均有较强之解痉平喘功效；甘草有类皮质激素作用。诸药合用能降低气道高反应性，解除支气管平滑肌痉挛，缓解气道狭窄阻塞程度，提高微循环，提高肺通气功能和调节免疫力，从而达到止咳的目的。

温肺喘舒汤

原料组成：紫河车粉（冲服）、蛤蚧粉（冲服）、熟地黄各16克，核桃仁13克。

用量用法：水煎服，每日1剂，早晚分2次服，30日为1个疗程。

主治功效：补肾益肺，纳气定喘。适用于支气管哮喘。

方义简释：方中的蛤蚧主入肺肾，补肾益肺，定喘纳气，中医研究其含有丰富的微量元素、蛋白质和脂肪等，能提高机体的免疫机能，有平喘解痉、抗炎、降低血糖和抗衰老作用，为治喘之圣药。紫河车、熟地黄补肾益精，精气双补而使肾气复原，脾运得健，脾气旺则肺气充盛，肺、脾、肾三脏功能旺盛各有所主，痰浊得化而哮喘得平，上三药共为主药；核桃仁性味甘温，补肾敛肺、润肠。

柔肝理肺煎加味

原料组成：防风、柴胡、地龙、麻黄各13克，乌梅8克，五味子6克，甘草5克。

用量用法：水煎服，每日1剂，每日2次，早晚分服，每次200毫升，15天为1个疗程。

主治功效：柔肝理肺，疏风祛痰，平喘。适用于哮喘。

方义简释：本方柴胡性味苦辛微寒入肝胆经，有解郁疏肝之功；乌梅性味酸涩平，入肝肺经，有敛肺止咳之功，麻黄与地龙相伍，一温一寒，一宣一降，相得益彰，皆为治疗哮喘的要药。诸药相合共奏祛痰疏风，理肺柔肝，平喘之效。以上诸药，肝肺同治，表里兼顾，寒温并调，功在疏畅气机，外散邪气，内调肝肺，使风、痰不得相结，不得化生，邪祛而正安，喘自平。

化痰脱敏平喘汤

原料组成： 蛤壳118克，紫河车90克，苍耳子30～60克，蝉蜕、甘草各28克。

用量用法： 将药共研为细末，混匀，贮密器中备用。上药为1料。每服3克，每日2次，温开水调下。药量可随年龄大小酌情加减。本方1料药可服2个月左右，1年可服2～3料。哮喘发作期及有发热、胃肠不适时，需暂停服用。热天一般也不服。

主治功效： 培元固本，平喘化痰。适用于哮喘缓解期。

方义简释： 本方根据"急则治其标，缓则治其本"的原则拟订。方中紫河车大补真元，蛤壳平喘化痰，苍耳子、蝉蜕、甘草合用，有较好的脱敏作用。

降气化痰汤加减

原料组成： 白芍18克，桂枝、甘草、胆南星、炮姜、五味子、麻黄、杏仁各9克，紫苏子、葶苈子、半夏、鹅管石、海浮石、赭石各16克，皂角、细辛各3克，石韦28克。

用量用法： 水煎服，每日1剂，每日分3次温服。

主治功效： 降气化痰，温肺散寒。适用于风、寒、湿等阴邪袭肺，引动寒痰之实痰冷哮证。

方义简释： 本方解表祛寒，化痰温肺；并取桂枝倍芍药之意，益阴敛液，和营解肌；紫苏子、葶苈子泻肺降气；胆南星、皂角、海浮石化瘀开闭；鹅管石纳气温阳；赭石重镇降气。共奏平喘散寒、化痰温肺之功效。

肺结核

肺结核也称“肺痨”，是由结核分枝杆菌引起的一种传染病。本病多因患者身体虚弱，抗病力弱，外感“瘵虫”而致病。其病变部位主要集中在肺，但在发展过程中可以涉及脾、肾等脏。

有较密切的结核病接触史，起病可急可缓，多为盗汗、乏力、纳差、消瘦、女性月经失调等；呼吸道症状有咳嗽、咳痰、咯血、胸痛或呼吸困难。临床上将肺结核分为原发型肺结核、血行播散型肺结核、浸润型肺结核、慢性纤维空洞性肺结核、结核性胸膜炎五种类型。

补虚培元汤

原料组成： 羚羊角 1 克（磨汁冲服，用山羊角代），生石决明、夏枯草各 16 克，郁金、枇杷叶、地骨皮、川贝母各 13 克，海蛤粉（包煎）、百部、矮地茶、沙参各 11 克，甘草 3 克。

用量用法： 水煎服，每日 1 剂，每日分 2 次服。

主治功效： 清火平肝，肃肺理痨。适用于肺痨。

方义简释： 方中的生石决明清肝降火；羚羊角味苦咸性寒，清肺凉肝；夏枯草味辛苦性寒，宣泄肝经郁火；郁金味辛苦性寒，其气芳香，清肝之郁火，下气活血；川贝母、海蛤粉散结化痰；百部止咳润肺；地骨皮清肺泻火，退痨热；矮地茶止咳祛痰；沙参养阴补肺，祛痰宁嗽；枇杷叶清肺降气；甘草护胃，调和诸药。

生津止渴散

原料组成：玉竹、岩豇豆各18克，天泡果38克，岩蜈蚣13克。

用量用法：水煎服，每日1剂，每日分5次服。疗程1.5～3个月，疗程视病情而定，1.5个月即可复查胸片，若胸片示肺浸润病灶完全吸收，则可再服药1周以巩固治疗；若肺部病灶未见吸收或不全吸收则坚持服药至3个月，3个月未愈者可改服其他药。

主治功效：解毒清热，滋阴润肺。适用于肺结核。

方义简释：方中的天泡果（又名酸浆、红姑娘）性凉、味苦，入药用全草，具有解毒清热、利尿除湿、止咳的功效，用此单味药煎水服治痨伤咳嗽；玉竹（又名黄脚鸡）性平味甘，入药用根，具有润肺养阴、止渴生津的功效，中医研究有抗结核作用；岩豇豆（又名吊石苣苔、岩泽兰）性平，味辛微甘，入药用全草，具有祛风止咳、生肌止血、补虚软坚，民间用此治痨伤吐血咳嗽；岩蜈蚣（又名爬山猴、野海棠），性温、味涩微酸，入药用根茎，具有活血祛瘀、杀虫消肿的功效。

通调营卫方

原料组成：牡蛎30～60克，桂枝30～60克，三棱、莪术各15～18克，桃仁、杏仁各11克，红花16克，红藤30～60克。

用量用法：水煎服，每日1剂。

主治功效：调畅气血，通调营卫，软坚散结，祛瘀生新。适用于肺结核病。

通调营卫方

方义简释： 本方采用标本兼顾、攻补兼施的治疗原则，自拟“治痨方”以通络活血，软坚化瘀为主，再辨证加味，同时配用抗结核的西药，以达到攻补兼施、祛邪扶正的目的。方中桂枝、桃仁、红花、三棱、莪术活血调气；牡蛎既能滋阴平肝，使桂枝不致温散太过，又能软坚散结，与上药共治肺结核病灶的气血凝滞；杏仁利气化痰；红藤清热解毒、消肿，以治肺结核慢性炎症。协助诸药共同消散结核病灶。

清热止血散

原料组成： 白及 28 克，花蕊石 38 克，三七、川贝母、血余炭各 18 克。

用量用法： 将药研为细末，过筛，每次服 6 ~ 8 克，用矮地茶 11 克、白茅根 16 克、鲜侧柏叶 16 克，煎水冲服，每日 3 次，病重者一昼夜可服 5 次。

主治功效： 止血清热。适用于肺痨。

方义简释： 方中的花蕊石性平、味酸、涩，止血收敛，且可化瘀；白及苦辛涩凉，止血清热，又可益肺；血余炭止血收涩，且可养阴；三七为止血良药，而无留瘀之弊；川贝母止咳清润。

泻肝保肺散加味

原料组成： 地骨皮、甘草、黄芩、降香、郁金各 13 克，桑白皮、柴胡、白芍、麦冬各 16 克，瓜蒌 18 克。

用量用法： 水煎服，每日 1 剂，每日分 2 次，早晚各服 1 次。

主治功效： 清热宁金，泻肝保肺。适用于肝咳。

泻肝保肺散加味

方义简释：中医学认为，肺咳即肝火犯肺，木火刑金证。临床表现为气逆呛咳，干咳少痰带血，胁痛咳引加剧，面色青，目干赤，遇怒则加重，舌边赤苔燥，脉弦或弦数，治保肺泻肝，清热宁金。

咳嗽

咳嗽是机体的防御性神经反射，有利于清除呼吸道分泌物和有害因子。从中医角度来说，咳嗽分为风寒咳嗽、风热咳嗽、痰湿咳嗽、痰热咳嗽、阴虚咳嗽、干性咳嗽、湿性咳嗽七大类。长期咳嗽可见于多种呼吸系统疾病，主要表现为咳嗽、咳痰或喘息。

根据病程，咳嗽主要分为急性咳嗽、亚急性咳嗽、慢性咳嗽三类。急性咳嗽的常见病为普通感冒和急性气管、支气管炎，病程小于3周；亚急性咳嗽是指感染后出现咳嗽、咳嗽变异性哮喘等症，咳嗽可持续3～8周；慢性咳嗽以咳嗽为唯一或者主要症状，病程大于8周。

清肺和胃饮

原料组成：前胡6克，荆芥、杏仁、浙贝母各9克，桔梗、炒竹茹、麻黄（后下）各4.5克。

用量用法：用水浸泡药约30分钟，再加水煎沸20分钟左右，再放入麻黄煎5～8分钟，头煎取汁大半碗（120～150毫升），接着加水适量熬2煎，取汁半碗（80～100毫升），把两煎药液混合，备用。每日1剂，按年龄可分3、4、5次服完。

主治功效：清肺和胃，宣表达邪。适用于久咳不止。

清肺和胃饮

方义简释：方中的麻黄、荆芥、前胡达邪疏表；杏仁、浙贝母化痰理气；桔梗止嗽宣肺；炒竹茹和胃清热、使邪去痰消，肺清胃和，咳嗽自平。

疏散风寒散

原料组成：白芍 11 克，甘草 5 克，制半夏、旋覆花、麻黄、杏仁、白芥子、桔梗、前胡各 13 克。

用量用法：水煎服，每日 1 剂，每日 2 次，早晚分服。

主治功效：疏散风寒。适用于肺气不宣，外感风寒，咳嗽咽痒，痰少难咯，缠绵不愈之证。

方义简释：方中的旋覆花味辛，辛者能横行能散，而宣散肺气达于皮毛，而诸花皆升，旋覆独降，肃肺降气、豁痰蠲饮，一宣一降，恢复肺主制节之权；其味咸，咸者入肾，而能纳气下行以归根，使胃中的痰涎或水饮息息下行以从浊道出，不复上逆犯肺；白芍配甘草为“芍药甘草汤”，性味酸甘化阴，能滋肺养津，舒缓肺气而解除支气管平滑肌的痉挛，此三味为方中不可挪移之品。随症合用六安煎（二陈汤加杏仁、白芥子）和桔梗甘草汤，共奏疏散风寒、肃肺化痰之功。

生津润燥汤

原料组成：麦冬、天花粉、玉竹、冬桑叶、白扁豆、杏仁、浙贝母各15克，北沙参28克，甘草6克。

用量用法：将药物浸泡 30 分钟，再用小火煎 30 分钟，每剂煎 2 次，将 2 次煎出药液混合，每日 1 剂，早晚各服 1 次。

生津润燥汤

主治功效： 清热（肺胃之热），滋阴（肺胃之阴）。适用于长久咳嗽。

方义简释： 生津润燥汤原为吴鞠通治疗“秋燥”肺胃阴伤之方剂。加杏仁、浙贝母，以治肺胃阴伤之干咳，症见干咳痰少，口干咽干，或痰不易咳出，舌红苔薄黄或白腻少苔，脉数。由于胃津伤，则口干津燥；肺津伤则干咳不已。

辛温润肺汤

原料组成： 白芍 18 克，杏仁、桂枝、紫菀各 13 克，甘草、桔梗各 6 克，百部 16 克，木蝴蝶、橘红各 11 克，荆芥、麻黄各 9 克。

用量用法： 水煎煮前用冷水浸泡 30 分钟，煮沸后用小火再煎 15 分钟即可，每日 1 剂，分 2 次温服。忌生冷、油腻。

主治功效： 润肺辛温，利咽止咳，宣散外邪。适用于久咳。

方义简释： 方中的麻黄、杏仁和甘草乃三拗汤，可外邪疏散，益肺利咽止咳；桂枝汤则外能解肌和营，内能化气调阴阳，从整体上调节机体功能；且桂枝性味辛温助阳，对寒证咳嗽疗效极好；白芍、甘草性味酸甘化阴，舒缓肺气，减少支气管平滑肌痉挛；加桔梗、百部、紫菀、橘红开宣肺气，止咳化痰；荆芥解表发汗，木蝴蝶利咽宣肺。诸药合用，辛温润肺，宣散外邪，利咽止咳，对外感干咳颇有效验。

慢性鼻炎

慢性鼻炎是鼻黏膜及黏膜下层的慢性炎症。其主要特点是炎症持续3个月以上或反复发作，迁延不愈，间歇期亦不能恢复正常，且无明确的致病微生物，伴有不同程度的鼻塞，分泌物增多，鼻黏膜肿胀或增厚等障碍。

根据慢性鼻炎的病理和功能紊乱的程度，可分为慢性单纯性鼻炎和慢性肥厚性鼻炎。前者是以鼻黏膜肿胀、分泌物增多为特征的鼻黏膜慢性炎症；后者是以黏膜、黏膜下层甚至骨质的局限性或弥漫性增生肥厚为特点的鼻腔慢性炎症。

滋液润燥汤

原料组成： 生地黄汁80毫升，百合14克，麦冬168克，半夏24克，人参9克，粳米18克，大枣12枚，炙甘草6克，苍耳子8克，辛夷16克，白芷28克，薄荷2克。

用量用法： 用水浸泡方药约30分钟，然后用武火煎药至沸腾，再以文火煎煮30分钟，薄荷、辛夷后下煎煮20分钟。每日一剂，每日分3次温服。

主治功效： 通达鼻窍，滋阴润燥。适用于单纯性鼻炎、萎缩性鼻炎。

方义简释： 方中的百合滋阴清热；生地黄凉血清热，生津养阴；重用麦冬养阴生津，滋液润燥；人参生津益气；半夏开胃行津，调畅气机，降肺止逆，并制约滋补药壅滞；苍耳子、辛夷、白芷辛温透达，芳香开窍；薄荷性味辛凉通窍，兼防辛温药伤津；粳米、大枣补脾益胃，化生阴津；炙甘草益气缓急。

辛温通窍饮

原料组成： 白芍、桂枝、生姜各9克，大枣12枚，黄芪、白术各16克，防风3克，辛夷、薄荷各11克，川芎、生甘草各13克。

用量用法： 用水浸泡方药约30分钟，然后用大火煎药至沸腾，再以小火煎煮30分钟，薄荷后下煎煮15分钟。每日1剂，每日分3次温服。

主治功效： 益气散寒，辛温通窍。适用于慢性鼻炎。

方义简释： 方中的桂枝散寒辛温，通达鼻窍；白芍收敛营阴，缓急止涕；生姜、防风助桂枝通窍散寒；黄芪固表益气；白术益气健脾；辛夷开窍散寒；薄荷辛凉通窍；川芎行气开窍理血；大枣、生甘草和中益气，清利鼻窍，兼防辛散药伤气。

发散风寒汤

原料组成： 白芍、桃仁、白术、大枣、苍耳子、辛夷花、乌梅各13克，防风8克，大贝母6克，芦根、鱼腥草各16克，甘草4克，黄芪、薏苡仁各11克。

用量用法： 水煎服，每日1剂，每日分2次温服，7剂为1个疗程。

主治功效： 发散风寒，辛温通窍。适用于萎缩性鼻炎。

方义简释： 本方以黄芪、白术、防风、甘草、大枣固表益气；苍耳子、辛夷花祛风以开肺窍；桃仁、薏苡仁、大贝母、芦根、鱼腥草化痰清肺以涤肺络；乌梅、白芍敛肺脱敏，消补兼施而获效。本方是慢性鼻炎急性发作的基本方药。

温阳固卫汤

原料组成：桂枝13克，制附子7～6克，炒白术、白芍、荜澄茄、生黄芪各16克，细辛3克，辛夷、蝉蜕、防风各6克，甘草13克，姜枣为引。

用量用法：水煎服，每日1剂，每日服1次，30天为1个疗程。

主治功效：温阳固卫。适用于慢性鼻炎。

方义简释：腰酸乏力加仙茅、杜仲、淫羊藿、补骨脂；应用时若受凉吹风易作加生黄芪、党参、桑叶；鼻痒甚者加地龙、徐长卿、凌霄花；清水涕多加乌梅、诃子、台乌药；鼻塞、下鼻甲水肿加石菖蒲；黏膜充血肿胀加茜草、地榆、旱莲草。

利湿通窍汤加味

原料组成：苍耳子、木通、牡丹皮、紫草、防风、辛夷花各16克，白芷、川芎、鹅不食草、连翘各18克，细辛、黄芩各13克，生姜3片，葱白3条（后放）。

用量用法：水煎服，每日1剂，每日分2次，早晚各服1次。

主治功效：疏风清热，宣肺益气，利湿通窍。适用于慢性肥厚性鼻炎。

方义简释：方中的辛夷花、苍耳子、鹅不食草、生姜、葱白散寒祛风通窍；白芷、木通、细辛、防风宣肺化饮，消肿排脓；木通、川芎、牡丹皮、紫草化瘀活血通络；黄芩、连翘清热利湿，泻火解毒，消痈散结。全方共奏宣肺散寒、祛风通络之功。本方寒温并用，内外结合，可内服，外熏于鼻见效快，疗效确切。

支气管扩张

支气管扩张症是由于支气管及其周围肺组织慢性化脓性炎症和纤维化，使支气管壁的肌肉和弹性组织破坏，导致支气管变形及持久扩张。主要致病因素为支气管感染、阻塞和牵拉，部分有先天遗传因素。

支气管扩张患者的典型症状为长期持续的反复咳嗽、咳痰或咳脓痰，发热、咯血，还可伴有呼吸困难、消瘦以及贫血等症状，部分患者可出现杵状指，严重时可能造成肺气肿、肺大疱、呼吸衰竭等并发症。

补气滋阴汤

原料组成： 白及 16 克，野百合、蛤粉（包）、百部、麦冬、天冬各 9 克。

用量用法： 水煎服，每日 1 剂，每日分 2 次温服。

主治功效： 生津滋阴，止血润肺。适用于久年咳嗽，经 X 线支气管造影诊断为支气管扩张症者。

方义简释： 本方主要为养阴药与止血药配伍而成。生津、滋阴、润肺，是治肺病其本；止血疗嗽，为治其标。天冬、野百合、麦冬润肺滋阴，清肺泄热，且能止血治咳；百部润肺止咳，对久、新、寒、热咳嗽皆可应用。本方特点，就是一经支气管镜碘油造影确诊均可服用，发作时有治疗作用，平时可防止支气管病理变化的进一步发展。早期肺结核兼见上述症状者，亦有良好的治疗作用。

清热宣肺汤

原料组成：桑白皮、牡丹皮、连翘各 13 克，黄芩、竹茹、茜草、白及各 12 克，鱼腥草、苇茎各 28 克，杏仁、葶苈子各 18 克，桔梗、甘草各 16 克。

用量用法：水煎服，每日 1 剂，分早晚 2 次服，治疗 2 周为 1 个疗程。

主治功效：宣肺清热，止血化痰。适用于支气管扩张咯血。

方义简释：方中的黄芩、桑白皮、连翘、鱼腥草清肺清热；茜草、白及、牡丹皮止血凉血；苇茎、桔梗、杏仁、葶苈子、竹茹宣肺止咳祛痰；甘草补中调和诸药。诸药配伍，共同起到宣肺清热、止血化痰作用。临床研究显示，以辨病论治为核心的中医药治疗在缓解支气管扩张发作期症状、缩短病程、降低复发方面有显著的特色和优势。

活血宁络汤

原料组成：太子参 28 克，黄芩、金银花、连翘、栀子、桑白皮、胆南星、半夏、川贝母、沙参、麦冬各 16 克。

用量用法：水煎服，每日 1 剂，每日分 3 次服，连服 21 日为 1 个疗程。

主治功效：化痰清肺，滋补气阴。适用于支气管扩张。

方义简释：方中黄芩、金银花、连翘、栀子以清热，桑白皮、胆南星、川贝母、半夏化痰，同时以沙参、麦冬养阴补气，太子参益气以扶正，共奏化痰清热、益气养阴、标本兼顾之功。临床观察证实，清肺汤治疗支气管扩张，临床症状消失快，且 X 线示改善理想。较反复使用抗生素疗效可靠、稳固，尤其是远期疗效优于西药治疗。

清肺宁络汤

原料组成：干姜、人参、炙甘草、白术、熟地黄、附子、阿胶、黄芩各 9 克，伏龙肝 24 克。

用量用法：先煎伏龙肝约 30 分钟，取药液去渣，再以药液浸泡方药约 30 分钟，然后用武火煎药至沸腾，再以文火煎煮 30 分钟。每日 1 剂，每日分 3 次温服。

主治功效：健脾益气，温阳摄血。适用于支气管扩张。

方义简释：方中的伏龙肝温中散寒，收敛固涩，摄血止血；附子、干姜温壮阳气散寒；人参、白术益气健脾，气能摄血；阿胶滋阴养血，止血益血；熟地黄补血益血；黄芩苦寒，既能止血，又能制约附子、伏龙肝温热而不伤阴血；炙甘草益气补中。

润肺止血汤

原料组成：连翘、金银花、仙鹤草、百部、桔梗、三七（冲服）、黄芩、旱莲草、麦冬各 13 克，玄参 11 克。

用量用法：水煎服，每日 1 剂，每日分 3 次温服。

主治功效：润肺止血，补气滋阴。适用于支气管扩张。

方义简释：方中的连翘、金银花、玄参、黄芩清热祛火；麦冬润肺滋阴；桔梗理气；三七、仙鹤草、旱莲草活血止血，达到止血祛瘀，清热不伤气之目的。诸药合用，既符合祖国医学辨证论治之观点，又符合现代医学治疗之原则，故有明显疗效。

原料组成： 青黛（包）9 克，黄芩、百合、仙鹤草、蒲黄、白及各 16 克，桑白皮、柴胡、半夏、山栀、天花粉、茯苓、连翘、诃子各 13 克，甘草 6 克，白茅根 28 克。

用量用法： 水煎服，每日 1 剂，每日分 3 次温服。

主治功效： 化痰生津，平肝泻肺。适用于支气管扩张。

方义简释： 本方以青黛、山栀、桑白皮泻肺平肝；连翘、黄芩合半夏、茯苓化痰清肺；柴胡解郁疏肝；天花粉、百合清热养阴，以防苦寒伤阴；仙鹤草、白茅根、白及为治咯血要药，蒲黄止血活血；诃子下气止咳；甘草泻火并调和诸药。

肺源性心脏病

肺源性心脏病，简称肺心病，主要是由于支气管、肺组织或肺动脉血管病变所致肺动脉高压引起的心脏病。本病发展缓慢，临床上除原有肺、胸疾病的各种症状和体征外，会逐步出现肺、心功能衰竭以及其他器官损害的征象。

根据起病缓急和病程长短，可分为急性肺心病和慢性肺心病两类。急性肺心病是指由于肺循环阻力突然增加，心排血量降低，引起右心室急剧扩张和急性右心功能衰竭等症；慢性肺心病是指由慢性支气管、肺疾病、胸廓或肺动脉系统病变引起肺动脉高压的一类疾病。

白芍平喘汤

原料组成：代赭石、生龙骨、牡蛎粉、丹参、瓜蒌、芡实、白芍各18克，人参、麦冬、五味子、川贝母各13克，桑白皮、核桃仁、苏子、白芥子、莱菔子各16克。

用量用法：水煎取汁，每日1剂，每日分2次，早晚各服1次。

主治功效：益肾补肺，平喘纳气。适用于肺源性心脏病的心功能减退。

方义简释：方中的人参、麦冬、五味子益气养阴升津，补虚扶正；核桃仁、代赭石、生龙骨、牡蛎粉下行镇逆，止咳敛肺，使气归于下；芡实、白芍敛阴益精，收心肾将脱之元气；瓜蒌、川贝母、丹参、桑白皮止咳平喘宣肺，通络活血；苏子、白芥子、莱菔子降气止咳化痰。本方虚中求实、标本兼治，共奏补益肺肾，纳气止咳平喘之功，与西药配合应用，故对肺心病心衰而致的喘逆气短、心悸神疲、额汗如珠等阴阳欲脱之证，有明显的疗效。

滋养心肾汤

原料组成：白芍、茯苓、生姜各9克，白术、甘草各6克，干姜、制附子、生附子各5克，人参3克。

用量用法：用水浸泡方药约30分钟，然后用大火煎药至沸腾，再以小火煎煮30分钟。每日1剂，每日分3次温服。

主治功效：利水消肿，温补阳气。适用于肺源性心脏病。

方义简释： 方中的生附子、制附子温壮阳气，使水有所主，化气行水；人参、白术健脾利湿，使水有所制，并能生化气血，滋肾养心；干姜、生姜散寒温阳，发汗宣散，助附子温阳散寒，是于主水之中以散水；茯苓淡渗益气，助白术健脾益气，是于制水之中以利水；白芍既能敛阴和营，又能引药入阴而利水气，并能制约附子温燥之性，还能止痛缓急；甘草和中益气，气能化水。

通阳散水汤

原料组成： 制附子片 16 克，茯苓 11 克，白术、桂枝、白芍、炙甘草、生姜各 9 克。

用量用法： 先煎附片 1 小时，再与余药浸泡 30 分钟，共煎 30 分钟。每日 1 剂，将 2 次煎出的药液混合，每日分 2 次服用。

主治功效： 化痰行水，温补脾肾。适用于肺源性心脏病。

方义简释： 有精神神经症状者加石菖蒲 9 克、远志 6 ~ 9 克、胆南星 9 克、磁石 28 克（先煎）；烦躁不安者加黄连 4.5 克。咳喘甚者加麻黄 6 克、细辛 3 克；痰多加苏子、白芥子各 9 克；胸闷加瓜蒌 9 克；尿少、浮肿甚者加葶苈子 18 克、泽泻 9 克；食欲不振或苔腻者加半夏 9 克、陈皮 5 克；恶心呕吐者加干姜 4.5 克。

通达阳气方

原料组成： 附子 6 克，麻黄 5 克，葶苈子、泽泻各 16 克，桃仁、五加皮、泽兰、苏木、苏子各 13 克，木防己 11 克，黄芪 18 克，党参 35 克。

用量用法： 水煎服，每日1剂，每日分2次，早晚各服1次。

主治功效： 消肿利水。适用于慢性肺源性心脏病。

通达阳气方

方义简释： 方中的麻黄一药，既取其发太阳之汗，以解表散寒邪，更重要的在于与温少阴之里寒、补命门之真阳，与附子相配以发越凝寒，通阳达气，改善患者“缺氧”状态；苏木、桃仁、泽兰、五加皮、木防已、泽泻化瘀活血，消肿利水；苏子、葶苈子降气涤痰平喘；党参、黄芪配苏木等活血益气，消肿利水。

化瘀清肺救心汤

原料组成： 沙参、全瓜蒌、桃仁、紫苏子各 13 克，红参、当归、降香各 9 克，茯苓 18 克，紫河车 6 克，丹参 16 克。

用量用法： 先煎加水 500 毫升，沸腾后再小火煎 30 分钟，取第一汁 150 毫升，二煎加水 300 毫升，沸腾后再小火煎 20 分钟，取第一汁 100 毫升，二煎汁混合，每日 1 剂，分 2 次服。

主治功效： 通气化瘀，利湿健脾。适用于肺源性心脏病。

方义简释： 运用化瘀清肺救心汤治疗此病，其组方原则：以化瘀活血药为主，方中以红参补心益气；丹参、当归、桃仁为祛瘀活血之品；全瓜蒌、降香、紫苏子化痰利膈降气，痰瘀同治；沙参润肺，紫河车补肾，茯苓利湿健脾，杜绝生痰之源。全方起到了扶正祛邪，解毒清热，通利血脉，调理气机之作用。

第4章 妇科病经典处方

痛经

痛经指月经前后或月经期出现下腹部疼痛、坠胀，伴有腰酸或其他不适。疼痛常呈痉挛性，通常位于下腹部、耻骨上，可放射至腰部和大腿内侧。剧烈疼痛者可出现面色苍白、恶心、呕吐、出冷汗等症状。

痛经是最常见的妇科症状之一，分为原发性和继发性两类。原发性痛经指生殖器官无器质性病变的痛经。继发性痛经指由盆腔器质性疾病，比如子宫内膜异位症、子宫腺肌病等引起的痛经。

温经止痛方

原料组成：当归、延胡索各 11 克，桂枝、沉香各 6 克，川芎 7 克。

用量用法：水煎服，每日 1 剂，每日分 2 次，饭后服。

主治功效：活血祛瘀，温经行气。适用于痛经。

方义简释：方中的桂枝温通经脉，使血行通畅；当归、川芎两味行气活血，为血家要药；沉香沉降，暖肾补气，止呃逆，散郁结，对痛经伴呕恶上逆者更相宜；延胡索活血行气止痛。全方旨在温经通络，散寒凝，畅气机，促血行，以保持胞宫正常的蓄溢功能。

桃仁生化汤

原料组成：当归 16 克，炮姜 6 克，炙甘草 4 克，川芎、桃仁各 14 克。

用量用法：水煎服，每剂服 1~2 天。每日 2 次，早晚分服。

主治功效：益气活血，每剂服 1~2 天。每日 2 次，早晚分服。化瘀生新。适用于气血亏虚型痛经。

桃仁生化汤

方义简释：方中的当归养血调经，入心、脾、肝三经，甘温补脾，益气血生化之源而起补血之效，辛能走窜通经，温能散寒化瘀，故重用为主药；川芎行气活血，祛瘀止痛；桃仁化瘀活血；炮姜色黑入营，温经止痛；炙甘草助当归补中生气血，合而为化瘀活血，温经止痛之剂。

散寒止痛方

原料组成：蒲黄 16 克，黄芪 26 克，五灵脂（炒）、川芎、当归各 14 克，广木香、延胡索各 10 克，小茴香（炒）、炙甘草各 6 克，田七末 4 克（冲）。

用量用法：水煎服，每日 1 剂，每日分 3 次温服。配合中药热敷小腹，即每付中药煎过后的药渣，加川椒 18 克，丁香 14 克，用 250 克粗盐炒热至 45℃，倒入 15cm × 10cm 的布袋里，热敷小腹 1 小时，每日 1 次。

主治功效：疏肝理气活血，散寒止痛。适用于痛经。

方义简释：方中的黄芪补肾益气；广木香、延胡索止痛行气；小茴香温经止痛；川芎、田七末、当归活血调经；五灵脂、蒲黄活血化瘀；炙甘草补中缓急止痛。

理气止痛逍遥散

原料组成：白芍、柴胡各 16 克，茯苓、白术各 18 克，当归 14 克，甘草 6 克。

用量用法：将药煎汤取汁 100 毫升，每日分 2 次服。经前 3 日服用，服到月经第 3 日。3 个月经周期为 1 个疗程。

理气止痛逍遥散

主治功效： 理气止痛，养血敛阴。适用于血瘀气滞型痛经。

方义简释： 方中以柴胡解郁疏肝，使肝气条达，为君药。白芍味酸苦微寒，养血敛阴，柔肝缓急；当归和血养血且气香可以理气，为血中之气药。当归、白芍与柴胡合用，补肝体而助肝用，使血和则肝和，血充则肝柔，缓急止痛，共为臣药。肝病易传脾，故以白术、茯苓、甘草健脾益气，使气血生化有源，共为佐药。诸药合用共奏通而不痛、荣而不痛之功。

闭经

闭经是一种常见的妇科疾病，指从未来过月经或月经周期建立后又停止。按生殖轴病变和功能失调的部位，闭经分为下丘脑性闭经、垂体性闭经、卵巢性闭经、子宫性闭经以及下生殖道发育异常性闭经。

闭经还可分为生理性闭经和病理性闭经。生理性闭经属于正常现象，包括青春期前、妊娠期、哺乳期及绝经后四个时期。病理性闭经是指女性到了青春期或过了青春期，但还没到更年期前，排除怀孕，没有月经或月经停止的情况。

补气养血汤

原料组成： 白术 11 克，人参、茯苓、当归、小茴香、熟地黄各 7 克，甘草、柴胡、香附各 4 克，生姜 3 片。

用量用法： 水煎服，每日 1 剂，每日分 3 次温服。

主治功效： 行气调经，补气养血。适用于闭经，证属气血虚弱者。

方义简释：方中的人参、茯苓、白术、甘草益气健脾，脾胃气旺，则饮食增强，水谷得化精微而生成气血；当归、熟地黄滋阴活血，血足则脏腑四肢百骸得养，月经依时而下，头不痛，目不眩，四肢有力；香附、柴胡、小茴香理气疏肝，止痛散寒，气顺则胃气不逆，于此，胁腹胀痛，恶心呕吐诸证消除。

活血理气汤

原料组成：山楂、当归尾、香附、乌药、青皮、木香各7克，红花6克。

用量用法：水煎服，每日1剂，每日分2次，早晚温服。

主治功效：理气活血，祛瘀调经。适用于气滞血瘀所致的月经不畅，腹痛拒按，产后瘀血腹痛等。

方义简释：方中的红花、当归尾活血通经祛瘀，为君药。山楂活血散瘀，香附、青皮、乌药、木香行气止痛，共为臣药。本方理气重于活血，有理气活血、调经祛瘀之效。

疏肝解郁汤

原料组成：白芍、茯苓、莲须各28克，炒麦芽90克，当归18克，石菖蒲14克。

用量用法：水煎服，每日1剂，每日2次，早晚分服，7天为1个疗程。

主治功效：回乳开窍，疏肝解郁。适用于溢乳型闭经。

疏肝解郁汤

方义简释： 方中重用炒麦芽，取疏肝回乳之功；白芍加强解郁疏肝之力；白芍与当归相伍，取柔肝补肝、调和冲任之效；茯苓健脾养血，培土疏木；莲须固肾涩精，调和冲任；石菖蒲开窍化痰，且本病病程迁延日久，取石菖蒲属从痰治疗。

益气养心汤

原料组成： 当归、黄芪、炙甘草、白术、人参各28克，白芍90克，熟地黄、五味子、茯苓各18克，远志16克。

用量用法： 水煎服，加生姜3片，大枣2枚。每日1剂，每日分3次温服。

主治功效： 养血补血，益气调经。适用于闭经，证属气血虚弱者。

方义简释： 方中的人参为气分药，补气之力最强，能大补元气；当归为血分药，具有和血养血之功，两药相伍，气血双补，为君。黄芪、白术、茯苓、炙甘草益气补中；熟地黄、白芍活血益阴，为臣。五味子安神养心；远志安神宁心，两者针对气血不足所致的心悸等心神不安症状。全方补气生血养心，以益生发之气，阳生阴长，精充血旺，则经行如常，诸证自除。

调气止痛汤

原料组成： 当归、红花、牛膝各7克，桃仁11克，川芎6克。

用量用法： 水煎服，每日1剂，每日分2次，早晚各服1次。

主治功效： 调气止痛，活血祛瘀。适用于闭经，证属气滞血瘀者。

方义简释： 方中的牛膝通经活血，止痛祛瘀，引血下行，为君药。桃仁、红花活血止痛，当归、川芎行气调经，四药共助牛膝行血通经，为臣药。本方不仅行血分瘀滞，又能解气分郁结，使血活气行，瘀行经通，则诸证可愈。

调气止痛汤

不孕症

不孕症的医学定义为一年以上未采取任何避孕措施，性生活正常而没有成功妊娠。主要分为原发不孕及继发不孕。原发不孕为从未受孕；继发不孕为曾经怀孕以后不怀孕。引发不孕的发病原因分为男性不育和女性不孕。

女性不孕症的原因有两大类，一类为不能排卵的不孕症，另一类为不能怀孕的不育症。二者都可能是可逆的，也可能是不可逆的。据统计，由输卵管及卵巢因素引起的不孕症占多数。

填精补血汤

原料组成： 覆盆子、刘寄奴、泽兰、牛膝各 14 克，枸杞子 18 克，柴胡 7 克，白芍、女贞子、鸡血藤、益母草各 16 克。

用量用法： 水煎服，每日 1 剂，每日分 2 次温服。

主治功效： 调畅气机，发育卵泡，促使卵巢排卵。适用于不孕不育症。

填精补血汤

方义简释：方中的柴胡、白芍解郁疏肝、敛阴调经；鸡血藤、益母草和血调经；刘寄奴除新旧之瘀血；泽兰入厥阴经，能利水行血；牛膝为肝肾引经药，“以泻恶血”，引药下行，使瘀结消散，气血得以畅行；女贞子、覆盆子滋肝补肾，疗肾水亏虚；枸杞子补肾滋肝、填精补血。全方能够发育卵泡，调畅气机，促使卵巢排卵。

党参送子汤

原料组成：当归、党参、川芎、乳香、没药、延胡索、生蒲黄（另包）、五灵脂各 16 克，肉桂、干姜、炙甘草各 14 克，白芍 28 克。

用量用法：水煎服，每日 1 剂，每日分 2 次服。

主治功效：散寒温经，祛瘀止痛。适用于不孕不育症。

方义简释：方中的肉桂、干姜散寒温经；当归、川芎、乳香、没药、延胡索、生蒲黄、五灵脂止痛祛瘀；党参补气活血；白芍、炙甘草止痛缓急。全方共奏散寒温经，止痛祛瘀之效。

不孕不育汤

原料组成：香附、胆南星、茯苓、白术、红花、月季花各 11 克，苍术、陈皮、川芎、乌药各 7 克，益母草 16 克。

用量用法：水煎服，每日1剂，每日分3次服，连服3个月。

主治功效：除湿化痰，行气活血。适用于不孕不育症。

方义简释：方中的苍术、白术、茯苓利湿健脾；香附、乌药、陈皮理气补中；胆南星化痰；川芎、红花、月季花、益母草调经活血。全方共奏化痰燥湿，行气活血之效。

活血送子汤

原料组成： 郁金、延胡索、红花、桃仁、生蒲黄、五灵脂、当归、赤芍各 11 克，牡丹皮、山栀、川芎、小茴香各 7 克，生地黄 16 克。

用量用法： 水煎服，每日 1 剂，每日分 2 次服。

主治功效： 疏肝清热，活血祛瘀。适用于不孕不育症。

方义简释： 方中的郁金、延胡索疏解肝郁；赤芍、山栀、牡丹皮、生地黄清肝泄热；当归、川芎、桃仁、红花、生蒲黄、五灵脂、小茴香活血祛瘀。全方共奏祛瘀活血，疏肝清热之效。

送子灵验汤

原料组成： 麦冬、生地黄、玄参、山药、玉竹、川楝子、当归、阿胶珠、桃仁、连翘、白芍各 16 克，山栀、知母各 11 克，甘草 6 克。

用量用法： 水煎服，每日 1 剂，每日分 2 次服。

主治功效： 疏肝活血，养阴清热。适用于不孕不育症。

方义简释： 方中的生地黄、玄参、麦冬、山药、玉竹、白芍生津养阴；川楝子、当归、桃仁清肝活血；连翘、山栀、知母清热祛瘀；阿胶珠配甘草止血；白芍配甘草酸甘养阴。全方共奏养阴清热，疏肝活血之效。本方是养阴疏肝的代表方剂，方中川楝子性苦而清热，疏而不劫肝阴，此方此药最宜此证。

宫颈炎

宫颈炎是妇科常见疾病之一，多见于育龄妇女，包括宫颈阴道部炎症及宫颈管黏膜炎症。本病多为病原菌感染所致，也可由于宫颈细胞损伤或长期受到刺激所致。

临床上将宫颈炎分为急性宫颈炎和慢性宫颈炎两种，以慢性炎症为多。急性宫颈炎主要表现为宫颈红肿、颈管黏膜水肿，常伴急性阴道炎或急性子宫内膜炎。慢性宫颈炎有糜烂样改变、宫颈肥大、宫颈息肉、宫颈腺囊肿和宫颈外翻等多种表现。

泻火存阴方

原料组成：白花蛇舌草、土茯苓、蜀羊泉、墨旱莲各 28 克，知母、黄柏、鸡冠花各 11 克，生地黄、熟地黄、椿根皮、车前子（包）、贯众炭、乌贼骨、女贞子、杜仲各 16 克。

用量用法：水煎服，每剂煎 2 次，过滤去药渣，得药液约 400 毫升，分早晚 2 次服，7 天为 1 个疗程。

主治功效：益肝肾，清湿热，束带脉。适用于子宫内膜炎、细菌性阴道炎、经期延长或经间期出血等。

方义简释：方中的知母配黄柏清利下焦，泻火存阴；白花蛇舌草、土茯苓、蜀羊泉解毒除湿；车前子清热利湿；鸡冠花配椿根皮，乌贼骨配贯众炭，治利愈带；加生地黄、熟地黄、女贞子、墨旱莲、杜仲滋补肝肾。

泻下热结汤

原料组成：败酱草、冬瓜仁、薏苡仁、山药、金樱子、忍冬藤各28克，绵茵陈26克，茯苓18克，麦冬、黑栀子各16克。

用量用法：每剂煎2次，过滤去药渣，得药液约400毫升，每日1剂，分早晚2次服,2周为1个疗程。

主治功效：利湿清热止带，佐以健脾。适用于盆腔炎、输卵管阻塞性不孕症。

方义简释：方中以绵茵陈、败酱草、忍冬藤、黑栀子、麦冬、金樱子清热利湿；冬瓜仁、薏苡仁、茯苓、山药除湿止带。

益气养阴固本汤

原料组成：山药、党参、土茯苓各16克，生地黄18克，茜草、白芍、龙骨、牡蛎、乌贼骨、白头翁、败酱草各11克。

用量用法：水煎服，每日1剂，每日分3次温服。

主治功效：凉血清热祛瘀，解毒除湿止带，养阴益气固本。适用于宫颈炎。

方义简释：方中重用生地黄配茜草凉血清热，化瘀止血；白头翁、败酱草、土茯苓泄热凉血，解毒除湿；龙骨、牡蛎、乌贼骨等固涩止带；山药、党参、白芍滋阴而固元气。全方共奏凉血清热祛瘀，解毒化湿止带，益气养阴固本之效。

健脾补肾汤加减

原料组成： 白术、茯苓、续断、杜仲、紫石英（先煎）、蛇床子、骨碎补、钩藤（后下）各14克，党参16克，薏苡仁18克。

用量用法： 水煎2次，过滤去药渣，得药液约400毫升，每日1剂，分早晚2次服，12日为1个疗程。

主治功效： 温肾健脾，燥湿止带。适用于阴道炎。

方义简释： 方中的党参、茯苓、白术、薏苡仁、续断、杜仲补肾健脾；紫石英、蛇床子温肾除湿，利湿止痒；骨碎补温阳固涩；钩藤清降心火。

健脾补肾化湿方

原料组成： 白术、海螵蛸、菟丝子、山药各7克，党参、薏苡仁、杜仲、续断各11克，茯苓14克，乌鸡白凤丸2粒。

用量用法： 水煎服，每剂煎2次，过滤去药渣，得药液约400毫升，每日1剂，分早晚2次服，7日为1个疗程。

主治功效： 补肾健脾化湿。适用于宫颈炎。

方义简释： 方中的党参、白术、茯苓、山药补助脾元，益气活血，升化水湿；薏苡仁健脾而不滋腻，清补利湿，与茯苓、白术配伍尤佳；海螵蛸固涩收敛；菟丝子固泄补肾，益脾止带；续断、杜仲补肾壮腰，统摄精窍而固托带脉；乌鸡白凤丸补气养血，调经止带。

清热利湿解毒汤

原料组成： 厚朴、黄柏各 14 克，绵茵陈、茯苓、佩兰、布渣叶、金银花、白花蛇舌草各 16 克。

用量用法： 每剂煎 2 次，过滤去药渣，得药液约 400 毫升，每日 1 剂，分早晚 2 次服，7 日为 1 个疗程。

主治功效： 解毒清热，利湿止带。用于盆腔炎、宫颈炎以及阴道炎。

方义简释： 方中的绵茵陈、布渣叶、黄柏清热泻火；茯苓利湿止带；佩兰、厚朴化湿除满；金银花、白花蛇舌草利湿清热解毒。

月经不调

月经不调是妇科常见病，指女性的月经周期不准时（忽慢忽快），月经量不正常（过多过少），月经血色有问题（或明或暗）。现也指经期前或者经期腹痛或身体其他部位的不适等。

月经不调的病因包括身体某个器官的疾病所引起，也可能是某神经器官功能紊乱所引起。许多全身性疾病如血液病、高血压、肝病、内分泌病、流产、宫外孕、葡萄胎、生殖道感染、肿瘤（如卵巢肿瘤、子宫肌瘤）等均可引起月经失调。

顺气调经丸

原料组成： 香附 500 克，白芍、当归、川芎、熟地黄各 120 克，陈皮、白术、泽兰各 90 克，甘草、黄柏各 28 克。

用量用法： 将药研细末，过筛。酒糊为丸，每次 6 克，日服 2 ~ 3 次。也可改作汤剂，水煎服，用量按原方比例酌情增减。

顺气调经丸

主治功效： 顺气调经，养血行瘀。适用于妇女气血阻滞，月经不调，经期腹痛等。

方义简释： 方中的当归、白芍、川芎、熟地黄活血养血，香附疏肝理气，共为君药。泽兰活血除瘀，为臣药。陈皮、白术、甘草健脾除湿，以滋化源；黄柏清热化湿，共为佐药。甘草兼为使药。诸药合用，有养血行瘀、顺气调经之功效。

止血固经丸

原料组成： 白芍、黄芩、龟板各 28 克，椿根皮 21 克，黄柏 7 克，香附 7.6 克。

用量用法： 将药研细末，酒糊为丸，每次 6 克，每日 1 ~ 3 次，温开水送服。亦可按原方比例酌定，水煎服。

主治功效： 清热滋阴，止血固经。适用于经行不止，或崩中漏下。

方义简释： 方中重用龟板，咸甘性平，滋阴降火而益肾；白芍味苦酸微寒，敛阴益血以柔肝，为君药。黄柏性苦寒，泻火以坚阴；黄芩性苦寒，清热以泻火，共为臣药。椿根皮苦涩而凉，固经止血；为防诸药寒凉太过而止血留瘀，故以少量香附辛苦微温，活血调气，使气顺则血顺，共为佐药。诸药配伍，使阴血得养，气血调畅，火热可清，则经多、崩漏自止。

补血调血汤

原料组成：川芎 6 克，当归、白芍各 7 克，熟地黄 11 克。

用量用法：水煎服，每日 1 剂，每日分 3 次温服。

主治功效：调血补血。适用于营血虚滞证。

方义简释：方中的熟地黄味厚质润，入肝肾经，长于补血滋阴，填精补髓，乃滋阴补血之要药，用为君药。当归长于补血，兼能活血，又善调经，中医称其“补中有动，行中有补，诚血中之气药，亦血中之圣药也”，本方用为臣药，一则助熟地黄补血之力，二则行经隧脉道之滞。

泄热逐瘀方

原料组成：大黄、桃仁各 11 克，桂枝、炙甘草、芒硝各 6 克。

用量用法：水煎服，每日 1 剂，每日分 3 次温服。

主治功效：泄热逐瘀。适用于下焦蓄血，小便自利，少腹急结，谵语烦渴，至夜发热，甚则其人如狂；痛经，血瘀经闭，跌仆伤痛，脉沉实或涩。

方义简释：泄热逐瘀汤由调胃承气汤加桂枝、桃仁构成。方中大黄除瘀泄热，桃仁活血祛瘀，二者合用，直达病所，瘀热并治，共为君药。芒硝咸寒软坚，助大黄攻逐瘀热，桂枝通血行脉，助桃仁破血祛瘀，又防寒药遏邪凝瘀之弊，同为臣药。炙甘草益气补中，缓诸药峻烈之性，以防逐瘀伤正，为佐药。五药配伍，有通便泄热，破血下瘀之功。

妊娠呕吐

妊娠呕吐是女性在怀孕早期出现早孕反应的常见症状之一，70% ~ 85% 的女性怀孕早期均会出现。它与妊娠时血中绒毛膜促性腺激素水平增高有关，多发生于妊娠期第 5 ~ 6 周，少数可在第 2 周发病，持续至第 3 ~ 4 个月后自行消失。

妊娠呕吐的病因多认为与营养不良、激素水平变化、肝功能异常、心理状况等因素存在紧密联系。约有半数以上妇女在怀孕早期会出现早孕反应，包括头晕、疲乏、嗜睡、食欲不振、偏食、厌恶油腻、恶心、呕吐等症状。

调和阴阳汤

原料组成： 白芍 11 克，桂枝 14 克，甘草 6 克，生姜 3 片，红枣 12 枚。

用量用法： 水煎服，每日 1 剂，水煎 2 次药液混合，频频少量饮服。呕吐严重者，适当配合西药纠酸补液。

主治功效： 平冲降逆，调和阴阳。适用于妊娠剧吐。

方义简释： 方中的桂枝有补中和胃之功，伍以酸苦之白芍，可敛桂枝之辛温；桂枝配甘草，辛甘化阳；白芍伍甘草，酸甘化阴；生姜为“呕家圣药”，止呕化痰；红枣健脾益气。共奏调阴阳，和气血，平冲降逆之功。阴阳调，气血和则冲气自平，呕吐自止。

化饮止呕方

原料组成：苏叶、黄连、砂仁各4克，竹茹、陈皮、黄芩各6克，白术、香附子各14克。

用量用法：水煎2次，每日1剂，每日分2次，早晚各服1次。

主治功效：清热降逆，平肝和胃，化饮止呕。适用于妊娠呕吐。

方义简释：根据中医学理论，用苏叶、陈皮、香附子以宽胸理气，解郁降逆，治疗妊娠呕吐效果显著。黄连配竹茹清胃热，止呕除烦；白术配黄芩，清热安胎；砂仁气味芳香而性走窜，能和五脏冲和元气，适用于气不行食不消，且有安胎作用；陈皮理气止呕健胃。

理气止呕方

原料组成：竹茹、陈皮、砂仁、厚朴、麦冬各7克，杜仲11克，黄芩、枳壳、川芎、当归各6克，白术（炒）16克，柴胡、生姜、川贝母各4克。

用量用法：水煎2次，每日1剂，每日2次，早晚分服。

主治功效：清解少阳，理气止呕，健脾豁痰，佐以和血安胎。适用于妊娠呕吐。

方义简释：本方用健脾祛痰、止呕理气、清解少阳，佐以和血安胎之法，仿《医宗金鉴》加味四七汤、加味温胆汤、保生汤、小柴胡汤等方义综合加减。用陈皮、枳壳、竹茹、麦冬、川贝母、生姜等祛痰和胃、降逆止呕，砂仁、厚朴、白术、杜仲等健脾理气安胎，柴胡、黄芩清解少阳，当归、川芎和血养血而收效。

顺气清胃方

原料组成： 半夏、白术、黄芩、陈皮各 4.6 克，竹茹、白芍、紫苏梗、旋覆花各 6 克，茯苓 7 克。

用量用法： 水煎，每日 1 剂，每日 2 次，早晚分服。

主治功效： 降逆止呕，顺气和胃。适用于孕妇心中烦闷，眩晕神疲，食入即吐，口干口苦。脉弦滑，苔白腻等。

方义简释： 方中的半夏、茯苓、陈皮健脾和胃，化痰利湿；白芍理血平肝，以敛厥阴上逆之气；旋覆花斡旋乾运，降逆止呕，“高者抑之”也；紫苏梗、竹茹宽胸醒脾，止呕降逆；白术、黄芩清热健脾，为安胎圣药。全方开泄降气，养胃健运，化痰定呕，清热安胎。

急性乳腺炎

急性乳腺炎是乳房的急性化脓性感染，大多系金黄色葡萄球菌感染所致，链球菌感染较少见。急性乳腺炎是临床常见病，几乎所有的患者都是产后哺乳期的产妇，尤其初产妇更为多见，发病多在产后 3 ~ 4 周。

急性乳腺炎分为急性单纯性乳腺炎、急性化脓性乳腺炎、乳房脓肿三类。急性单纯性乳腺炎表现为乳房的胀痛、皮温高、压痛；急性化脓性乳腺炎表现为乳房疼痛、乳房肿块和发热等全身症状；乳房脓肿表现为局部肿痛、皮肤红肿、乳房有明显肿痛感，还可引起发热、寒战等全身感染症状，严重者可引起感染性休克。

调气活血汤

原料组成：皂角刺 14 克，蒲公英、紫花地丁、忍冬藤各 28 克，生大黄、桂枝各 6 克，赤芍、黄芩各 7 克，鹿角片（先煎）11 克。

用量用法：水煎，1 剂煎 2 次，过滤去药渣，得药液约 400 毫升，分早晚 2 次服，3 天为 1 个疗程。

主治功效：解毒清热，温阳通络。适用于乳痈各期，临症时加减用药。

方义简释：方中蒲公英、忍冬藤、黄芩、紫花地丁、生大黄清热解毒；皂角刺、赤芍活血调气、通畅乳络；桂枝、鹿角片通阳补气、温通乳络。

补脾益气汤

原料组成：白术、生地黄、当归、墨旱莲各 11 克，黄芪、党参、白芍各 16 克，茯苓、淫羊藿各 14 克，甘草 4 克，大枣 3 枚。

用量用法：每日 1 剂，水煎 400 毫升，每次 200 毫升，早晚分服，4 天为 1 个疗程。

主治功效：养血益气，扶正固本。适用于乳痈后期。

方义简释：本方用黄芪、党参、白术、茯苓、甘草益气补脾；当归、白芍、生地黄滋心养肝；加墨旱莲、淫羊藿补肾填精；加大枣助党参、白术入气分，以调和脾胃。

解毒散结散

原料组成：紫丹参 14 克，蒲公英 18 克，青皮、川芎各 10 克，炙麻黄、生甘草各 6 克。

用量用法：将药开水浸泡 1 小时，煮沸约 15 分钟，每日 1 剂，每日分 2 次，早晚温服。

主治功效：解毒散结，宣通利水。适用于乳痈，症见内有结块，乳房红肿、疼痛而胀，舌红苔黄。

方义简释：方中的炙麻黄，散寒通滞，既治恶寒无汗，发热头痛，脉浮而紧，又治寒湿痹阻之阴疽、瘰核等；蒲公英清热解毒，散结消痈，利湿通淋，为治疗乳痈之要药，用于急性乳腺炎之乳房红肿热痛者；紫丹参，性味苦微寒，凉血消痈，活血调经，养心安神。

疏肝理气汤

原料组成：蒲公英、麦芽各 28 克，柴胡、青皮、橘叶各 4.6 克，当归、赤芍、金银花、连翘各 7 克，路路通 6 克。

用量用法：每日 1 剂，每剂煎 2 次，过滤去药渣，得药液约 400 毫升，分早晚 2 次服,3 天为 1 个疗程。

主治功效：理气疏肝，和营通乳。适用于乳痈初起，症见质硬而坚，乳房肿块，压痛明显，无波动感，皮色如常，乳头无渗液，恶寒发热，舌苔薄腻，脉微数。

方义简释：方中的柴胡、青皮、橘叶疏肝泄气；金银花、连翘清阳明胃火；麦芽健胃醒脾；蒲公英、路路通疏通乳络；当归、赤芍补气凉血。

消痈散结汤

原料组成：蒲公英 18 克，金银花、连翘、漏芦、皂角刺、路路通、牡丹皮、赤芍各 16 克。

用量用法：每日 1 剂，每剂煎 2 次，过滤去药渣，得药液约 400 毫升，分早晚 2 次服,3 天为 1 个疗程。

主治功效： 消痈散结，清热解毒。适用于乳痈初期。

方义简释： 方中的金银花、连翘、蒲公英解毒清热、散结消痈；漏芦消痈下乳；皂角刺排脓托毒；牡丹皮、赤芍、路路通凉血清热，活血祛瘀。

产后恶露不尽

产后恶露不尽，是中医病名。恶露一般会持续 4 ~ 6 周，总量为 500 毫升，若超出上述时间仍淋漓不尽，就被称为产后恶露不尽。出现这种情况的原因很多，产后子宫修复不良、子宫内膜炎、胎盘或胎膜残留、盆腔感染、子宫过度后倾，这些都会引起产后恶露不尽。

产后恶露不尽容易继发感染，可能会出现恶露异常、发热、腹痛等症状。如果感染较重或持续存在，可导致输卵管炎症，引起输卵管狭窄、粘连等异常情况。感染后易出现其他全身症状，比如乏力、消瘦、食欲不佳等，也可伴随头晕、头痛等不适症状。

当归生化汤

原料组成： 川芎、桃仁、五灵脂、蒲黄各 14 克，当归 26 克，干姜、甘草各 6 克，败酱草、益母草各 28 克。

用量用法： 水煎服，每日 1 剂，每剂煎 2 次，滤去药渣，得药液约 400 毫升，分早晚 2 次服，12 天为 1 个疗程。

当归生化汤

主治功效：活血祛瘀，祛瘀生新以止血。适用于产后恶露过期不止，小腹疼痛拒按，月经淋漓量少，色暗有块，块下痛减，舌紫暗、有瘀点，脉弦涩。

方义简释：方中的当归、川芎活血养血；干姜、蒲黄、五灵脂止血逐瘀为主；桃仁、败酱草解毒清热、活血祛瘀；益母草活血养阴、祛瘀缩宫；甘草补气，调和诸药。

调经止痛膏

原料组成：益母草若干。

用量用法：取上药熬制成膏，每次 10 ~ 20 克，每日服 2 次，温开水调服。

主治功效：调经活血祛瘀。适用于恶露不尽、胎产诸疾。

方义简释：益母草味辛、苦，性凉，具有调经止痛、祛瘀活血生新之效；且又有清热解毒、利尿消肿之用；熬制成膏，有止痛散瘀之功效。

调经暖宫丸

原料组成：当归、藁本、白芍、人参、白薇、川芎、牡丹皮、桂心、白芷、白术、茯苓、延胡索、甘草、赤石脂、没药各 28 克，香附 450 克。

用量用法：前 13 味酒浸泡 5 日，烘干，与余药研末，炼蜜为丸，每次 5 克，每日服 2 次。亦可用饮片作汤剂，水煎服，用量按原方比例酌减。

主治功效：理气止痛，养血祛瘀，调经暖宫。适用于子宫虚寒不孕，带浊白崩；月水不通；产后恶露不绝，气满烦闷，脐腹作痛；痢疾；消渴；卒中口噤；产后伤寒虚烦；半身不遂，下虚无力等。

方义简释：方中的白芍、川芎、当归、牡丹皮、没药养血活血，化瘀；藁本、桂心、白芷散寒暖宫；香附、延胡索止痛行气；茯苓、甘草、人参、白术益气养血；赤石脂收敛止血固涩；白薇清虚热。全方合用，共奏养血祛瘀，调经止痛之效果。

调经暖宫丸

扶正止露汤

原料组成：生黄芪、党参、蒲黄各 11 克，当归、熟地黄、白芍、益母草各 14 克。

用量用法：水煎服，每日 1 剂，每日分 3 次温服。

主治功效：调摄扶正。适用于产后恶露不尽。

方义简释：方中以生化汤为基础，加入补气、清热之品，党参、生黄芪扶正为主，行血益气，增加子宫收缩力；白芍、当归、熟地黄止血养血，增强补摄之力；蒲黄、益母草行血活血，祛瘀生新；益母草配伍，止血不留瘀。

固冲止血汤

原料组成：山药、太子参、仙鹤草、益母草各 16 克，炮姜 6 克，川芎 14 克，地榆、阿胶珠、贯众炭、荆芥炭、桃仁各 11 克。

用量用法：水煎服，每日 1 剂，每日分 3 次温服。

主治功效：活血止血，益气固冲。适用于产后恶露不尽。

方义简释：方中的太子参、山药益气固冲止血；炮姜、桃仁、川芎化瘀散寒；益母草活血止血，增强宫缩；地榆、仙鹤草、阿胶珠、贯众炭、荆芥炭止血收敛。全方共奏益气固冲，活血止血之效。

益母草煎加减

原料组成： 黄柏、黄芩各14克、生地黄、熟地黄、赤芍、山药、蒲黄、五灵脂各11克，益母草16克。

用量用法： 水煎服，每天1剂，每剂煎2次，过滤去药渣，得药液约400毫升，分早晚2次服。

主治功效： 活血止血，滋阴清热。适用于产后或流产后阴道出血量多，或淋漓不净，时间超过3周，血色鲜红或暗红，质黏稠，口干喜饮，大便干结，小便短黄，舌质红、苔薄黄，心胸烦躁，脉细或细数。

方义简释： 方中的生地黄、熟地黄共用大补阴血；黄芩、黄柏清热止血；赤芍、山药柔肝健脾。方中加入五灵脂、蒲黄、益母草，意在祛瘀生新、活血止血。

围绝经期综合征

围绝经期综合征，常被称为更年期综合征，是女性进入绝经前后所引发的一系列体征和心理症状。例如心慌、潮热、焦虑、口干等，根源在于性激素的波动和减少。

围绝经期综合征的症状主要分为月经病变、血管舒张症状、精神和神经症状等。月经病变相关症状表现为月经周期不规律、经期持续时间长和经量的改变；血管舒张相关症状主要包括两颊及颈部短暂潮红搭配出汗；精神和神经方面，表现为情绪波动、焦虑、抑郁，且难以自我控制。此病可能会伴有泌尿生殖系统的萎缩性改变、骨量下降等症状。

原料组成：五倍子、五味子、何首乌、酸枣仁各10克，共研细末，装瓶中密封备用。

用量用法：脐部用75%酒精消毒后，根据脐部凹陷深浅、大小不同，取药粉6 ~ 14克用75%酒精调成糊状，贴于脐上，药糊可稍大于脐，敷药直径为2 ~ 3cm，药上覆盖塑料薄膜，然后用胶布固定，胶布过敏者用纱布外敷后用布带系于腰部固定。24小时换药1次，10次为1个疗程。

主治功效：调冲任、滋肾阴、益精血。适用于围绝经期综合征。

方义简释：方中所选药物五味子滋肾敛肺、生津敛汗；五倍子敛肺固精、敛汗；何首乌补精益血；酸枣仁养心补阴、敛汗。合用有良好的止汗作用。将上药敷脐，既有药物对穴位的刺激作用，又有药物本身的治疗作用，可收药效、穴效双重之功。

贴脐方

原料组成：钩藤16克，莲子心6克，山药、山萸肉、茯苓、紫贝齿（先煎）、牡丹皮、熟地黄各14克，浮小麦28克（包煎）。

用量用法：水煎服，每日1剂，每日2次，早晚分服，30天为1个疗程。

主治功效：滋阴补肾。适用于围绝经期综合征。

方义简释：方中的熟地黄、山药、山萸肉、茯苓补肾滋阴、强体补精；钩藤、牡丹皮、莲子心、紫贝齿、浮小麦清降心肝气火，心肝气火降则神魂自宁。全方滋阴补肾、心肾合治，对改善和控制围绝经期综合征有良好的作用。

养血安神汤

补肾扶阳汤

原料组成： 当归、枸杞子、杜仲、茯苓、牡丹皮各11克，熟地黄、淫羊藿、黄芪、怀牛膝各16克，炒白术7克，知母、炙甘草各14克。

用量用法： 水煎服，每日1剂，每日2次，早晚分服，14天为1个疗程。

主治功效： 适用于围绝经期综合征，证属肾阴阳俱虚者，其症见眩晕耳鸣，心悸失眠，烘热汗出，月经紊乱，烦躁易怒，面目和下肢浮肿，腰膝酸软，小便频数，大便溏，脉细数或见舌淡苔薄，脉沉细无力等。

方义简释： 本方用熟地黄、淫羊藿、黄芪、枸杞子、杜仲、怀牛膝益肝补肾、补气血，以滋先天；当归养血温润；牡丹皮化瘀活血，调和冲任；知母泻相火以养阴；茯苓、炒白术、炙甘草健脾补中。

调节阴阳汤

原料组成： 枸杞子、山药各18克，熟地黄26克，制首乌16克，白蒺藜11克，山茱萸、茯苓、黄芪、当归、鹿角胶各14克。

用量用法： 水煎服，每日1剂，每日2次，早晚分服，15天为1个疗程。

主治功效： 滋阴补肾。适用于围绝经期综合征。

方义简释： 方中的熟地黄、枸杞子、制首乌、当归、山茱萸、鹿角胶滋阴补肾、增精强体；白蒺藜潜阳平肝；茯苓、黄芪、山药健脾益气。诸药合用滋阴补肾、益气健脾、调节阴阳，从而达到治疗此病的目的。

清心除烦饮

原料组成：檀香、附子、龟板、黄柏、砂仁、合欢花、神曲、甘草、赤芍、白芍、桂枝各16克，龙骨、牡蛎各28克，丹参26克，生姜10片，大枣10枚。

用量用法：水煎服，每日1剂，每日2次，早晚分服，饭后服。

主治功效：清心除烦，养阴安神。适用于围绝经期综合征。

方义简释：方中的附子大辛大热能补肾中真阳；砂仁能除中宫一切阴邪，又能纳气归肾；龟板得水之精气而生，有助阳通阴之力；黄柏味苦入心，禀天冬寒水之气而入肾、入脾，故能调和水火之枢；甘草益气补中，有培土伏火互根之秘，此五药共奏温肾潜阳之功，为主药。全方共奏温肾潜阳、固表定悸、宽胸解郁之功。

肝肾阴虚汤

原料组成：牡蛎、龙骨各28克，百合50克（后下），龟板16克，阿胶14克（烊化）。

用量用法：水煎服，每日1剂，每日2次，早晚分服。

主治功效：滋养肾阴。适用于围绝经期综合征。

方义简释：方中的百合有安神清心作用，龙骨、牡蛎平肝潜阳、安神镇静、软坚散结，对阴虚阳亢所致烦躁不安、心悸失眠、头晕耳鸣有较好的效果；龟板潜阳滋阴、健骨益智、养血补心；阿胶止血补血、滋阴。全方共奏滋养肾阴，佐以潜阳之功效。

第5章

男科病经典处方

阳痿

阳痿，是成年男性的一种常见病和多发病，表现为在有性欲要求时，阴茎不能勃起或勃起不坚，或者虽然有勃起且有一定程度的硬度，但不能保持性交的足够时间，因而妨碍性交或不能完成正常性生活的一种病症，病程3个月以上可确诊。此病多是由房劳过度或手淫等导致的肾精亏损、命门火衰所致。

阳痿可以分为功能性阳痿和器质性阳痿，也可以分为原发性阳痿和继发性阳痿。原发性阳痿是指成年男子在性生活中一次也未能将阴茎纳入阴道；继发性阳痿是指既往有过成功性生活，而后发生的阳痿。

还少丹

原料组成： 山茱萸、茯苓、杜仲（姜汁炒）、肉苁蓉（酒浸）、楮实（酒蒸）、小茴香、石菖蒲、巴戟天（酒浸）、远志、五味子各30克，山药、牛膝（酒浸）各45克，枸杞子、熟地黄各15克。

用量用法： 加大枣，炼蜜为丸，如梧桐子大。每次10克，淡盐汤下，每日服2次。

主治功效： 补肾养心，益阴壮阳。

方义简释： 方中的熟地黄、枸杞子、楮实、山药补益肝肾，滋养肾精；巴戟天、肉苁蓉、小茴香温补肾阳，共为君药。山茱萸、五味子补肾固精；杜仲、牛膝补肝肾、强筋骨，为臣药。茯苓、远志、石菖蒲、大枣安神益智，为佐药。诸药合用，共奏补肾养心、益阴壮阳之功。

归脾汤

原料组成：白术、茯神、黄芪、龙眼肉、酸枣仁各18克，人参、木香各9克，炙甘草6克，当归、炙远志各3克。

用量用法：加生姜6克，大枣1枚，水煎服，每日1剂。

主治功效：益气补血，健脾养心。

方义简释：方中的黄芪补脾益气；龙眼肉补脾气，养心血，共为君药。人参、白术助君药补气；当归助君药养血，均为臣药。茯神、酸枣仁、炙远志宁心安神；木香理气醒脾，皆为佐药。姜枣合用补脾和胃，炙甘草益气补中，并调和诸药而为使药。

活血散瘀汤

原料组成：当归尾、赤芍、桃仁、川芎、苏木、枳壳、牡丹皮、瓜蒌仁各3克，槟榔2克，大黄6克。

用量用法：水煎服，每日1剂。

主治功效：活血化瘀，和营通滞。

方义简释：方中的川芎、当归尾、苏木、桃仁活血散瘀，消肿止痛；赤芍、牡丹皮凉血散瘀；枳壳、槟榔助大黄行气导滞，气行则血亦行；瓜蒌仁润肠通腑。

柴胡疏肝散

原料组成： 陈皮、柴胡各 6 克，川芎、香附、枳壳、白芍各 5 克，炙甘草 2 克。

用量用法： 用水煎服，每日 1 剂，每日服 3 次，每次 40 毫升。

主治功效： 疏肝解郁，行气止痛。

方义简释： 方中的柴胡疏肝解郁，为君药。香附理气疏肝，助柴胡以解肝郁；川芎行气活血而止痛，助柴胡以开郁止痛，两药相合，增其行气止痛之功，为臣药。枳壳行气止痛以疏理肝脾；陈皮理气健脾；白芍养血柔肝，缓急止痛，为佐药。炙甘草益气补中并调和诸药。诸药相合，共奏疏肝理气、行气止痛之功。

知柏地黄丸

原料组成： 熟地黄 24 克，山茱萸、山药各 12 克，泽泻、茯苓、牡丹皮、知母、黄柏各 9 克。

用量用法： 以上药研为末，炼蜜为丸，如梧桐子大。每次 6 克，空腹温水送服。

主治功效： 养阴清热，补益肝肾。

方义简释： 方中重用熟地黄滋阴补肾，填精益髓；山茱萸补肝肾，山药益脾阴，两者皆能固精；泽泻利湿泄浊；牡丹皮清泄相火；茯苓淡渗脾湿；知母、黄柏清热泻火，滋阴润燥。

遗精

遗精是指男性不因性交而精液自行泄出的病症。如果遗精发生在梦中，则称为梦遗；若发生在无梦状态，甚至是清醒状态时，则称为滑精。此病常伴有头昏、眼花、耳鸣、失眠、精神萎靡、腰酸腿软等症状。

中医认为，遗精之证，有虚实之分。实证常因肝火亢盛，湿热下注，扰动精室所致；虚证常因肾虚精关不固，阴虚火旺，内扰精室所致。男性首次遗精一般发生在11~18岁，是正常的生理现象，也是青春期发育的标志。

右归丸

原料组成：熟地黄24克，山药、菟丝子、鹿角胶、杜仲各12克，山茱萸、枸杞子、当归各9克，制附子、肉桂各6克。

用量用法：将熟地黄蒸烂杵膏，余为细末，加炼蜜为丸，每次嚼服9克。

主治功效：温补肾阳，填精益髓。

方义简释：方中的制附子、肉桂温壮元阳，鹿角胶温肾阳、益精血，共为君药。熟地黄、山茱萸、枸杞子、山药滋阴益肾，填精补髓，并养肝补脾，亦取“阴中求阳”之义，共为臣药。佐以菟丝子、杜仲补肝肾，强腰膝；当归养血补肝，与补肾之品相合，共补精血。诸药合用，温壮肾阳，滋补精血。

龙胆泻肝汤

原料组成： 龙胆草、黄芩、栀子、泽泻各3克，木通、车前子、当归、生地黄、柴胡、甘草各1.5克。

用量用法： 水煎服，每日1剂。

主治功效： 清泻肝胆实火，清利肝经湿热。

方义简释： 方中的龙胆草清肝胆实火，泻肝胆湿热；黄芩、栀子清热燥湿；车前子、木通、泽泻清热利湿，导湿热下行；生地黄养阴；当归养血活血；柴胡疏畅肝胆；甘草调和诸药。

补中益气汤加味

原料组成： 黄芪、炙甘草、人参各15克，陈皮、升麻各6克，柴胡12克，白术10克，当归5克，龙骨（先煎）、牡蛎（先煎）各30克。

用量用法： 水煎服，每日1剂。

主治功效： 补中益气，健脾固精。

方义简释： 方中的黄芪补中益气，升清阳，益肺气，实皮毛；人参、白术、炙甘草三药益气健脾，助黄芪共建补中益气之功；以当归养血调营以和之；清浊相干，气乱于胸中，故用陈皮理气醒脾，中焦气机畅通，既能助清阳之气上升，又使诸药补而不滞；清气在下，必加升麻、柴胡引导升提，扭转中气下陷之势，升麻引阳明清气上腾，柴胡引少阳清气上行，俾下陷之清阳上升而复其本位，又引黄芪、人参、炙甘草甘温之气味上升，益气升阳，补卫气而固表，使卫外固摄，则恶寒、自汗可除。

程氏萆薢分清饮

原料组成： 萆薢、丹参、车前子、石菖蒲、炒黄柏各9克，茯苓、白术各6克，莲子心4克。

用量用法： 水煎服，每日1剂。

主治功效： 清热利湿，去浊分清。

方义简释： 方中的萆薢、车前子利水渗湿；茯苓、白术健脾利湿；莲子心清热固涩；丹参、石菖蒲、炒黄柏清热燥湿、泻火解毒。

男性不育症

疣是由人乳头状瘤病毒感染皮肤黏膜所引起的良性疣状增生。它发生于身体的各个部位，具有一定的传染性，通过直接接触患者皮肤或间接接触污染的物体等都可传染。部分疣可以自愈。

根据临床表现和发病部位，疣可以分为寻常疣、跖疣、扁平疣三种类型。寻常疣可发生在身体的任何部位，但手部多见，好发于手指和掌部；跖疣一般出现在足部压力点上，特别是跖骨中部区域，也可以是其他部位；扁平疣主要见于青少年，常发生在面部、手背等部位。

疏肝益肾汤

原料组成： 柴胡、熟地黄、山药、山茱萸各12克，白芍、牡丹皮、茯苓、泽泻各9克。

用量用法： 水煎服，每日1剂。

主治功效： 疏肝滋肾。

疏肝益肾汤

方义简释：方中的柴胡疏肝解郁；白芍、熟地黄、山药、山茱萸补肝肾，益脾涩精；泽泻泄肾精之虚火；牡丹皮清热凉血；茯苓利水渗湿。

桃红四物汤

原料组成：桃仁、当归各 9 克，熟地黄 15 克，白芍 10 克，红花、川芎各 6 克。

用量用法：水煎服，每日 1 剂。

主治功效：养血活血，祛瘀止痛。

方义简释：方中的桃仁、红花活血化瘀，行气止痛；熟地黄滋阴养血；当归补血养肝，和血调经；白芍养血柔肝；川芎行气活血。诸药相合，活血而不伤血，化瘀而不伤正。

脾肾双补丸

原料组成：山茱萸、山药（炒黄）、人参、补骨脂、莲子肉（去心，炒黄）各 50 克，菟丝子、五味子（蜜蒸，烘干）75 克，肉豆蔻 30 克，陈皮、砂仁各 18 克，车前子（炒）、巴戟天各 36 克。

用量用法：将上药为细末，炼蜜和丸，如绿豆大。每服 9 克，每日 2 次，空腹时服之。

主治功效：滋阴健脾，补肾助阳。

方义简释：方中的人参、莲子肉、山药、车前子益气，健脾渗湿；菟丝子、山茱萸、肉豆蔻、五味子、巴戟天、补骨脂滋补肾之阴阳；陈皮、砂仁理气运脾，化湿开胃。

前列腺炎

前列腺炎是泌尿外科的一种常见病。它是在病原体和（或）某些非感染因素作用下引起的前列腺炎症性疾病。患者出现以骨盆区域疼痛或不适、排尿异常等为特征的一类疾病。不规律的性生活、久坐、酗酒、辛辣饮食等都可能是前列腺炎的诱发因素。

前列腺炎包括细菌性前列腺炎、非细菌性前列腺炎和前列腺痛。细菌性前列腺炎又可分为急性细菌性前列腺炎和慢性细菌性前列腺炎。细菌性前列腺炎常有菌尿，而非细菌性前列腺炎或前列腺痛则极少发生尿路感染。

金匮肾气丸

原料组成：熟地黄 24 克，山药、山茱萸各 12 克，泽泻、茯苓、牡丹皮各 9 克，桂枝、炮附子各 3 克。

用量用法：上为细末，炼蜜为丸。每次6克，每日服2次，酒送下。

主治功效：温补肾阳，化气行水。

方义简释：方中的桂枝、炮附子温肾助阳，熟地黄、山茱萸、山药滋补肝、脾、肾三脏之阴，阴阳相生，刚柔相济，使肾之元气生化无穷，再以泽泻、茯苓利水渗湿；牡丹皮擅入血分，桂枝可调血分之滞。诸药合用，助阳之弱以化水，滋阴之虚以生气，使肾阳振奋，气化复常。

少腹逐瘀汤

原料组成： 小茴香、炙干姜、延胡索、川芎、肉桂、没药各 3 克，当归、蒲黄（包煎）各 9 克，炒五灵脂（包煎）、赤芍各 6 克。

用量用法： 水煎服，每日 1 剂。

主治功效： 活血祛瘀，行气通络。

方义简释： 方中的当归、赤芍、川芎活血，祛瘀，止痛；小茴香、炙干姜、肉桂温里，祛寒，止痛；蒲黄、炒五灵脂、没药活血，散瘀，止痛；延胡索行气活血。

参苓白术散

原料组成： 莲子肉、薏苡仁、缩砂仁、炒桔梗各 9 克，白扁豆 12 克，茯苓、人参、甘草、白术、山药各 15 克。

用量用法： 将上药研为细末，每次 6 克，枣汤送服。

主治功效： 健脾益气，渗湿止泻。

方义简释： 方中以人参补益脾胃之气，白术、茯苓健脾渗湿，共为君药。山药补脾益肺，莲子肉健脾涩肠，白扁豆健脾化湿，薏苡仁健脾渗湿，均可健脾止泻之力，共为臣药。佐以缩砂仁芳香醒脾，行气和胃，化湿止泻。诸药相合，益气健脾，渗湿止泻。炒桔梗宣利肺气，一者配缩砂仁调畅气机，治胸脘痞闷；二者开提肺气，以通调水道；三者以其为舟楫之药，载药上行，使全方兼有脾肺双补之功，亦为佐药。甘草、大枣补脾和中，调和诸药，而为佐使。后世亦有称本方为脾肺双补之剂，用于肺脾气虚之久咳证。

知柏地黄汤

原料组成： 熟地黄24克，山药、牡丹皮、知母、黄柏各12克，茯苓、山茱萸、泽泻各9克。

用量用法： 养阴清热，补益肝肾。

主治功效： 水煎服，每日1剂。

方义简释： 方中的熟地黄滋阴补肾，益髓填精；山茱萸补肝肾，山药益脾阴，两者皆能固精；泽泻利湿泄浊；牡丹皮清泄相火；茯苓淡渗脾湿；知母、黄柏清热泻火，滋阴润燥。

前列腺增生症

前列腺增生症，旧称“前列腺肥大”，是老年男性常见疾病之一，为前列腺的一种良性病变。其发病原因大多与人体内雄性激素与雌性激素的平衡失调有关。此病以老年男性居多，一般发生在50岁以后，其发病率随增龄而逐渐升高。

此病属于中医学的“癃闭”范畴，“癃”为小便淋沥、滴出，“闭”为小便滞阻、点滴不出。主要表现为尿频、排尿不尽或费力、尿线变细、夜尿频多，甚或发生尿潴留等。主要病理变化为良性前列腺增生，从而造成下尿道梗阻，引发排尿困难及尿潴留等。

八正散

原料组成： 车前子、瞿麦、萹蓄、滑石、栀子仁、木通、大黄、炙甘草各9克，灯心草（煎时加少量）。

用量用法： 清热泻火，利水通淋。

主治功效： 诸药研为散，每次6~10克，加入少量灯心草汁（水煎去渣）后温服。

方义简释： 方中的滑石清热利湿，利水通淋；木通上清心火，下利湿热，使湿热之邪从小便而去，两者共为君药。萹蓄、瞿麦、车前子均为清热、利水、通淋要药，合滑石、木通则利尿通淋之效尤彰，此几种同为臣药。栀子仁清热泻火，清利三焦湿热；大黄荡涤邪热，通利肠腑，亦治“小便淋沥”，合诸药可令湿热由二便分消，俱为佐药。炙甘草调和诸药，兼以清热缓急，故有佐使之功。煎加灯心草则更增利水通淋之力。

原料组成： 刘寄奴、黄芪各30克，桃仁、山茱萸各10克，熟地黄、山药、石韦各15克，蝼蛄、沉香各7克，甘草梢5克。

用量用法： 上药加水煎2次，滤汁，分2次服，每日1剂。患者湿热显著，宜加用鱼腥草、车前子、黄柏；出现肾阳虚，宜加入淫羊藿、肉桂；伴有大便干结者，可加酒大黄等同煎。

主治功效： 补肾益气，活血化瘀。

方义简释： 方中的刘寄奴、黄芪补益气虚，健脾和胃；桃仁、山茱萸活血化瘀，行气通络；熟地黄、山药、石韦滋阴养血，益肾健脾；蝼蛄、沉香行气化痰，祛湿利尿；甘草梢有助于平衡方剂的药性，增强方剂的整体疗效。

癃闭散

原料组成： 炙穿山甲片（鳖甲替代）、肉桂各适量。

用量用法： 将上药按 6 ：4 配用，制成散或丸剂。每次 10 克，每日 2 次，蜜水冲服。连用 20 天为 1 个疗程。

主治功效： 攻坚散结，助阳化气。

方义简释： 方中的穿山甲片（鳖甲替代），具有活血化瘀、通经下乳、消痈排脓之功能；肉桂补火助阳，温通经脉。全方共奏攻坚散结、助阳化气之功效。

三黄桂甲汤

原料组成： 生黄芪 30~50 克，生大黄 9~15 克，生地黄 20~25 克，肉桂 3~6 克，穿山甲（鳖甲替代）6~10 克。

用量用法： 将上药加水煎 2 次分服，每日 1 剂。对肾气亏虚者，宜加菟丝子、覆盆子、山茱萸、枸杞子各 10 克；对脾虚气陷者，须加用党参 20 克，白术 15 克，升麻、柴胡各 6 克；对气滞血瘀者，可加王不留行、赤芍各 10 克，琥珀（研末冲服）5 克；对湿热下注者，可加黄柏 10 克，滑石、车前子各 30 克。

主治功效： 益气活血，养阴清热。

方义简释： 方中的生黄芪补气固表、益气生津；生大黄有助于清热泻火、解毒泄积；生地黄滋阴清热、补肾养血；肉桂辛温通经、活血祛瘀，常用于调经活血、温经散寒；穿山甲（鳖甲替代）活血祛瘀、通经止痛，有助于改善经血不畅、疼痛等症状。

补肾活血汤

原料组成： 蒲公英、石韦、路路通各30克，怀牛膝、知母、炮山甲、赤芍、桃仁、莪术、山茱萸各10克，肉桂3克，皂角刺、生地黄各15克。

用量用法： 将上药加水煎2次分服，每日1剂，连用30剂为1个疗程。

主治功效： 清热解毒，活血化瘀。

方义简释： 方中的蒲公英、石韦、路路通清热解毒，利湿通淋；怀牛膝滋肾壮阳、强壮筋骨；知母、炮山甲、赤芍、桃仁、莪术、山茱萸有助于改善血液循环；肉桂辛温通经、活血祛瘀；皂角刺、生地黄合用，有助于改善肾虚所致的症状。

养精种子汤

原料组成： 当归（酒洗）、白芍（酒炒）、山茱萸肉（蒸熟）各16克，大熟地黄28克。

用量用法： 水煎服。每日1剂，每日2次服。

主治功效： 养血滋肾，调补冲任。

方义简释： 方中的熟地黄借酒蒸熟，柔润甘温，气味浓厚，直达下焦，以滋心养肾，养肝活血，填精补髓见长，为君药。山茱萸味酸温，补益肝肾而涩精，为臣药。君臣相伍，共建滋阴养肾之功。白芍味酸甘，敛阴补血；当归性辛甘而温，补血和血。

第6章 心脑血管病经典处方

中风

脑卒中俗称中风，是一种急性脑血管疾病，是由于脑部血管突然破裂或因血管阻塞导致血液不能流入大脑而引起脑组织损伤的一类疾病。本病具有明显的季节性，寒冷季节发病率更高。脑卒中包括缺血性脑卒中和出血性脑卒中两类。

缺血性脑卒中，包括一侧肢体无力或麻木、一侧面部麻木或口角歪斜、说话不清或理解语言困难、双眼向一侧凝视、单眼或双眼视力丧失或模糊、意识障碍或抽搐等；出血性脑卒中，多在活动中起病，常表现为头痛、恶心、呕吐、不同程度的意识障碍及肢体瘫痪等。

消瘀止血汤

原料组成： 白茅根、藕节各 28 克，三七、川贝母各 13 克（冲服）。

用量用法： 水煎服，每日 1 剂，每日分 3 次服。

主治功效： 止血消瘀，利水降压。适用于中风急性期。

方义简释： 方中的三七化瘀止血，化死血、消瘀血，不伤新血，具有止血与化瘀活血双重调理作用，对缺血性中风、出血性中风均可用；川贝母清热化痰，可除痰瘀所化之热痰、瘀热，痰消则可增强脑循环，降低颅内压；白茅根具有双重作用，既可利尿减少颅内压，又可止血、消瘀血。全方化瘀止血，止血无凝血之碍，化瘀无动血之嫌，利水而不伤阴，适用于各种缺血性、出血性中风。

清热通腑方

原料组成：玄参、麦冬各 18 克，半夏、胆南星、橘红、石菖蒲、郁金、黄芩各 16 克，川黄连 13 克，大黄 15 ~ 23 克，生地黄 23 克。

用量用法：水煎服，每日 1 剂，每日分 3 次服。

主治功效：醒脑开窍，用安宫牛黄丸、清心丸、至宝丹之类。刺人中、水沟、十宣等穴以清神志。清热化痰，通腑泄浊。适用于中风。

方义简释：本方为清热化痰通腑之剂，治疗中风属于痰热内壅之闭证。方中半夏、胆南星、橘红化痰；黄芩、川黄连清热；石菖蒲、郁金开窍；生地黄、玄参、麦冬清热滋阴；大黄通腑泄热。

补肾强筋方

原料组成：木耳、桃仁、蜂蜜各 28 克。

用量用法：将木耳用开水泡软，与桃仁、蜂蜜共捣为泥，蒸熟食之。

主治功效：通络活血，益阴，补肝肾。适用于风中经络。

方义简释：方中的木耳性味甘平微咸，滋阴养血，强筋补肾；既治肝肾不足，筋脉失养之腰膝酸软，四肢麻木，又治风寒湿痹，肢体麻木。桃仁性味苦甘平，功能祛瘀活血，通便润肠；用于多种血瘀症，如肝肾阴虚致瘀血阻滞的肢体麻木，关节肿痛，活动不灵等。蜂蜜性味甘微温，养阴生津，健脾和胃，滑肠润燥。三者合用，共补肝肾，通络活血，生津养阴。

清热化瘀汤

原料组成：黛蛤粉、石决明各28克，生穿山甲（代用品）、僵蚕、旋覆花、赭石、知母、黄柏各9克，桑寄生28克，威灵仙、地龙各13克，豨莶草、竹茹各11克，鸡血藤18克，土鳖虫、全蝎各3克。

用量用法：水煎服，每日1剂，每日分3次服。

主治功效：平肝豁痰，通络活血。适用于中风中经络之实证。

方义简释：方中的桑寄生、威灵仙、豨莶草皆为疏通经络之品；鸡血藤活血通络，加入穿山甲（代用品）、地龙、土鳖虫等通络活血之力更强；石决明镇肝息风；旋覆花、赭石平肝降逆；竹茹、黛蛤粉化痰清热；知母、黄柏滋水泻火；全蝎、僵蚕专息肝风而治口眼歪斜。此方活血之味较多，古人虽有治风先治血、血行风自灭之说，其实通络活血，使血栓疏散，血脉流通无阻，偏瘫自能痊愈。

宣通经络汤

原料组成：桑寄生28克，黄芪、党参、鸡血藤各18～28克，威灵仙13克，当归、白术、地龙、僵蚕各9克，熟地黄、杭白芍、豨莶草各11克，全蝎3克，白附子2克。

用量用法：水煎服，每日1剂，每日分3次服。

主治功效：活血益气，宣通经络。适用于中风中经络之虚证。

宣通经络汤

方义简释：此方有补气养血、经络宣通的作用。中医有“气为血之帅，血为气之母”之说，也就是说血为气的物质基础，气为血的循行动力。本方黄芪、党参、白术补气以健脾；当归、杭白芍、熟地黄养血以柔肝，再配以通络活血之品，俾正气充足，循环旺盛，自易恢复。

冠心病

冠心病是指冠状动脉粥样硬化或是冠状动脉痉挛造成血液阻塞导致心肌缺血缺氧而形成的心脏病。冠心病属中医学“胸痹”范畴，临床认为，本病多属本虚标实，本为心气虚，标为血瘀、痰凝、气滞所致。

导致冠心病的危险因素有很多，除了年龄、遗传因素等不可控的因素外，还包括高血压、血脂异常、糖尿病、超重、肥胖、吸烟等可控的因素，对这些因表进行积极防控，将有助于防治冠心病。

通络止痛汤

原料组成：丹参、赤芍、葛根、炒酸枣仁各 28 克，黄芪 50 克，乳香、当归、没药各 13 克，川芎、桑寄生、甘草各 6 克。

用量用法：水煎服，每日 1 剂，每日 2 次，早晚分服。

主治功效：活血益气，止痛通络。适用于冠心病、心绞痛。

方义简释：方中的黄芪、甘草、川芎活血益气；丹参、赤芍化瘀活血；乳香、没药通络活血止痛；当归、葛根活血通络；桑寄生活血补肾；炒酸枣仁益气安神。将药相合共奏活血益气、止痛通络之功，正与气虚血瘀之病机相符，故可取得良好疗效。

益气通阳汤

原料组成： 黄芪 30 ～ 60 克，枳壳、桔梗、红花、桃仁、赤芍、川芎、柴胡、牛膝、当归、生地黄、生甘草各 13 克，桂枝 10 ～ 16 克。

用量用法： 水煎服，每日 1 剂，每日 2 次，早晚分服。

主治功效： 益气通阳，活血化瘀。适用于冠心病。

方义简释： 方中的桃仁、红花、川芎、赤芍祛瘀活血；当归、生地黄活血养血；柴胡、枳壳理气疏肝；牛膝通经破瘀；桔梗入肺经；生甘草缓急，通百脉以调和诸药；桂枝温心通阳。治本应着眼于补，治标应着眼于通。黄芪可升阳益气，恢复心肌细胞活力，故适用于冠心病，且以本虚为主的患者。

补气温阳汤

原料组成： 瓜蒌 28 克，黄芪 118 克，僵蚕、桃仁、红花、当归、甘草、川芎各 13 克，薤白、泽兰、桔梗、地龙各 16 克，柴胡、枳壳各 11 克，川牛膝 18 克。

用量用法： 水煎服，每日1剂，每日分2次，早晚空腹服。

主治功效： 活血祛瘀，补气温阳。适用于冠心病。

方义简释： 方中的黄芪补心益气；当归、川芎、桃仁、红花、泽兰、川牛膝化瘀活血；瓜蒌、僵蚕、薤白、地龙通络祛瘀化浊；柴胡、枳壳、桔梗、甘草解郁疏肝、宣通心肺之气。诸药合用，心气旺盛，瘀化血活，痰化络通，血脉流畅，故本方治疗冠心病，疗效满意。

助阳化气汤

原料组成： 干姜、制附子、生附子各5克，白术、炙甘草各6克，人参3克，茯苓、白芍、生姜各9克。

用量用法： 先用武火煎药至沸腾，再文火煎煮30分钟。每日1剂，分3次温服，7剂为1个疗程，需用药3个疗程。

主治功效： 温阳补气，利水消肿。适用于冠心病。

方义简释： 方中的生附子、制附子温阳壮气，回阳救逆；干姜温脾暖胃，助附子温阳补气；人参大补元气；白术、茯苓益气健脾，使脾能运化水湿；生姜宣散水气；白芍入阴而制约辛热药伤阴；炙甘草益气和中，助阳化气，气以化水。

补肾活血汤

原料组成： 丹参、赤芍、酸枣仁各28克，黄芪50克，葛根30克，川芎、桑寄生各16克，当归、乳香、没药各13克，甘草6克。

用量用法： 水煎服，每日1剂，每日2次，早晚分服。

主治功效： 活血益气，通络止痛。适用于冠心病。

方义简释： 方中的黄芪、甘草、川芎活血益气；丹参、赤芍化瘀活血；乳香、没药活血止痛通络；当归、葛根通络活血；桑寄生活血补肾；酸枣仁安神益气。将药相合共奏活血益气、止痛通络之功，正与气虚血瘀之病机相符，故可取得良好疗效。

升阳益气汤加味

原料组成： 人参 6 克（或党参 10 ~ 16 克），黄芪 28 克，白术、当归、陈皮各 13 克，升麻、炙甘草各 5 克，柴胡 9 克。丹参、茯苓各 18 克。

用量用法： 将人参先泡 30 分钟，合诸药加水适量，小火煎煮半小时，取汁 400 毫升，早晚 2 次温服。服药 2 周为 1 个疗程，可连续服用 3 个疗程。

主治功效： 益气升阳，调补脾胃。适用于冠心病、心绞痛。

方义简释： 本方以黄芪为主，补中益气；白术、人参、炙甘草健脾益气；柴胡、升麻清阳升举；当归、丹参补血活血；陈皮理气以使补而不滞；茯苓健脾利水，安神养心。

益气止痛方

原料组成： 当归、三七、丹参、石菖蒲各 13 克，党参、黄芪各28克，酸枣仁18克，炙甘草5 ~ 13克。

用量用法： 水煎服，每日 1 剂，每日 2 次，早晚分服，2 周为 1 个疗程。

主治功效： 通痹益气。适用于冠心病、心绞痛。

方义简释： 方中的党参、黄芪温补阳气，气旺血自行；当归、三七、丹参化瘀活血止痛；石菖蒲化痰开窍；酸枣仁安神养心；炙甘草益气健脾，缓急止痛。将药合用，能达益气通痹的功效。

心绞痛

心绞痛是由于冠状动脉供血不足，心肌急剧的、暂时的缺血与缺氧所引起的临床综合征，以发作性胸痛或胸部不适为主要症状。根据发作状况和机制，将心绞痛分为稳定型、不稳定型和变异型三种类型。

稳定型心绞痛，疼痛通常由体力运动或情绪激动诱发，一般不超过10分钟；不稳定型心绞痛，疼痛的出现难以预测，在休息时也会发生；变异型心绞痛，一般是由冠状动脉痉挛引起的，通常在休息时发生，尤其是夜间，常伴有出汗，使用心绞痛药物可缓解。

补肾助阳汤

原料组成： 淫羊藿16克，桑寄生16克，女贞子18克，补骨脂16克，川牛膝16克，丹参28克，三七3克，檀香16克，川芎11克，当归11克。

用量用法： 水煎服，每日1剂，每日2次，早晚分服。

主治功效： 适用于心绞痛血瘀肾虚，心脉痹阻证。其症见胸闷胸痛，气短乏力，心悸失眠，后背部有紧缩感，烦躁不安，纳差，二便调，舌质紫暗有瘀斑，脉虚涩。

方义简释： 方中桑寄生肾气平补；淫羊藿、补骨脂助阳补肾；女贞子滋阴补肾；川牛膝补肾通经；丹参、川芎、当归、三七活血化瘀；檀香止痛理气。诸药合用，共奏益气补肾、化瘀活血、理气止痛之功效。

行气止痛汤

原料组成：郁金、瓜蒌、枳壳各13克，生地黄、王不留行、菊花各18克，檀香（后下）、丹参、赤芍各16克，延胡索、炙甘草各9克，蒲黄6克。

用量用法：水煎服，每日1剂，每日2次，早晚分服。

主治功效：行气止痛，祛瘀通脉。适用于劳力性心绞痛。

方义简释：方中生地黄养阴；炙甘草补中益气；丹参、赤芍、王不留行祛瘀活血而通血脉；延胡索、蒲黄化瘀；檀香、枳壳调畅气机、行气活血；郁金、瓜蒌通窍涤痰、利气宽胸；菊花化瘀清热。诸药合用，共奏通脉祛瘀，止痛行气之功。

养阴除烦汤

原料组成：麦冬30～60克，人参9～11克，五味子6～11克，当归9～28克，石菖蒲9～16克，知母20～28克。

用量用法：水煎服，每日1剂。

主治功效：通脉活血，除烦养阴。适用于心绞痛，冠心病。

方义简释：方中的麦冬、人参、五味子为生脉散，麦冬性味苦寒，补水源，而清燥金。五味子之酸以泻火。是中医治疗热伤元气、汗出不止、脉虚数之主方。人参甘温能大补元气，强心复脉。五味子益气生津，其性酸敛，以防心气耗散。诸药合用，具有大补元气，除烦养阴，通脉活血，通便利水的作用。

开窍祛痰汤

原料组成： 远志、石菖蒲、橘红、桂枝、甘草各13克，党参、黄芪、酸枣仁、半夏、茯苓、丹参各16克，枳实5克。

用量用法： 水煎服，每日1剂，每日分2次温服，12剂为1个疗程。完全缓解再继服1个疗程。治疗期间应调情志，注意休息，禁烟酒等辛辣食品，忌厚味。

主治功效： 适用于心绞痛气虚痰瘀证，其症见胸闷气短，心前区疼痛牵连背部，每日发作频繁，容易出汗，稍活动即有心慌心跳，夜间难以平卧，舌淡、苔薄微腻，脉沉细涩，面色较暗。

方义简释： 开窍祛痰汤是以温胆汤加减化裁而成，方中橘红、半夏、枳实化痰理气，石菖蒲开窍豁痰、和中化湿；党参、黄芪、酸枣仁、远志、茯苓、甘草补益心气而安神；丹参通脉活血；桂枝温经通阳。诸药合用，有提高心脏动力，清除痰浊瘀血，提高冠脉血流量，减少血脂及血黏度，改善血液循环的良好作用，对老年冠心病心绞痛有很好的疗效。

疏通血脉方

原料组成： 党参16克，黄芪38克，赤芍16克，川芎13克，桃仁13克，红花13克，丹参28克。

用量用法： 水煎服，每日1剂，每日分3次服。

主治功效： 适用于心肾不足心绞痛，心血瘀阻证。其症见发作性胸闷胸痛，疼痛较剧，痛如针刺，面色晦暗，心悸怔忡，头发干枯，腰膝酸软，肌肤甲错，气短乏力，夜尿频数，舌紫暗有瘀斑，脉弦涩。

方义简释：方中重用黄芪，与党参一起大补元气，借其力专性走周行全身，使气旺血行，瘀祛络通，祛瘀而不伤正；川芎消瘀血养新血，为血中气药，功效化瘀活血，芳香走窜，散结通阳；丹参通利血脉，散结活血，止痛行气，具益气之功；赤芍疏通血脉，助川芎行血中之滞；桃仁、红花通瘀活血。诸药合用共奏补肾益气活血通脉之功。

原料组成：川芎、蒲黄、红花各16克，桃仁、郁金、五灵脂、当归、地龙、降香、枳壳各13克，琥珀（冲服）3克，黄芪18克。

用量用法：水煎服，每日1剂，每日2次，早晚分服。

主治功效：活血化瘀，疏肝理气。适用于冠心病心绞痛。

方义简释：方中川芎、郁金解郁行气，活血止痛；降香、枳壳降气散瘀活血；桃仁、红花、蒲黄、五灵脂止痛活血；地龙通络平喘利尿；黄芪、当归补气养血活血；琥珀散瘀活血，安神定惊。全方散中有收，升中有降，虚实兼顾。通过临床加减，其针对性更强，效果更好。

理气和气方

原料组成： 丹参28克，黄芪28克，葛根28克，水蛭13克，瓜蒌壳16克，薤白13克，檀香13克，山楂16克。

用量用法： 水煎服，每日1剂，每日分2次服。

主治功效： 助阳益气。适用于心痛胸痹。

方义简释： 方中的黄芪是补气良药，较之党参作用更强，而且善补胸中大气，大气壮旺，则气滞者行，血瘀者通，痰凝者化，此即“大气一转，其结乃散”之谓。因此，临证不仅对气虚表现明显者要用黄芪，且对血瘀气滞、痰瘀阻碍者，也常以黄芪配伍他药同用，可增加疗效。

脑血栓

脑血栓是指脑动脉由于局部血管自身病变而继发血栓形成导致血管壁增厚、管腔狭窄或闭塞，引起脑局部血流减少或供血中断，脑组织缺血、缺氧、坏死而出现局灶性神经功能缺损的症状和体征。

临床上，脑血栓以偏瘫为主要临床表现。脑血栓轻微者表现为一侧肢体活动不灵活、感觉迟钝、失语，严重者可出现昏迷、大小便失禁甚至死亡。本病多发生于50岁以后，男性略多于女性。

化痰利湿汤

原料组成： 当归尾、赤芍、地龙、川芎、桃仁、红花、泽泻、山楂各10～18克，黄芪15～118克。

用量用法： 水煎2次，兑匀，每日1剂，每日分2次温服，饭后服。

主治功效：化瘀通络，益气行血，化痰利湿。适用于脑血栓形成。

方义简释：本方以大剂量黄芪大补元气以起痿废；当归尾、川芎、赤芍和营活血；桃仁、红花、地龙通络化瘀；泽泻、山楂利湿健脾，化痰通络。

化痰利湿汤

原料组成：葛根、羌活、当归各16克，川芎、桂枝、鸡血藤各28克，黄芪60～118克，地龙、三棱、莪术、石菖蒲、乌梢蛇各13克，甘草6克。

用量用法：水煎服，每日1剂，每日分3次温服。

主治功效：活血益气，温通络脉，祛风活络，豁痰开窍。适用于脑血栓形成。

方义简释：方中重用川芎息风活血，引药上行；桂枝、葛根、羌活通脉温经，调和营卫；地龙、乌梢蛇舒筋活络；三棱、莪术破血行气化瘀；石菖蒲豁痰开窍；当归、鸡血藤补血活血，祛瘀而不伤正；黄芪配甘草益气健脾。诸药合同，共奏益气活血，豁痰开窍，通经活络之功。

祛风活络汤

原料组成：当归、川芎各13克，黄芪80克，牛膝、白芍各16克，地龙、桃仁各11克，红花8克，丹参28克，桂枝9克，山茱萸11克，肉苁蓉、杜仲各18克，全蝎6克。

用量用法：水煎服，每日1剂，每日分2次煎服，14天为1个疗程。

化瘀补肾汤

化瘀补肾汤

主治功效： 活血益气，补肾化瘀。适用于脑血栓形成。

方义简释： 方中重用黄芪益气，行血；川芎、白芍、当归养血活血；杜仲、肉苁蓉、山茱萸补肾；桃仁、红花、丹参化瘀活血；桂枝、牛膝、地龙通络；全蝎祛风开窍。

天麻通络汤

原料组成： 紫丹参、赤芍、钩藤、石决明各 11 克，天麻、姜半夏各 13 克，石菖蒲、陈皮、郁金各 6 克，甘草 5 克。

用量用法： 水煎服，每日 1 剂，煎汤 200 毫升服用，每日分 2 次服，2 周为 1 个疗程。

主治功效： 化痰平肝，通络活血。适用于脑血栓形成。

方义简释： 紫丹参具有降低血小板聚集、抗凝、抗血栓的作用，使血黏度减轻，血流加速，毛细血管网开放，改善微循环。

心律失常是由于窦房结激动异常或激动产生于窦房结以外，激动的传导缓慢、阻滞或经异常通道传导，即心脏活动的起源和（或）传导障碍导致心脏搏动的频率和（或）节律异常。心律失常是心血管疾病中重要的一类疾病。

心律失常可单独发病，亦可与其他心血管病伴发。按照主要病因，可将其分为遗传性和后天获得性。其中后天获得性包括生理性因素和病理性因素，心脏以外的器官发生结构或功能改变时亦可诱发心律失常。

黄芪养心汤

原料组成： 黄芪 38 克，丹参、黄精各 28 克，炙甘草、川芎、苦参、五味子各 13 克，酸枣仁 11 克，远志 5 克，茯苓、党参、熟地黄各 16 克。

用量用法： 水煎服，每日 1 剂，加水 500 毫升，煎至 250 毫升，分 2 次服，12 剂为 1 个疗程，每个疗程之间，根据病情间隔 3 ~ 5 天。

主治功效： 活血行气。适用于心律失常，心神失养。

方义简释： 方中重用黄芪为君，养心益气；黄精、党参、炙甘草为臣，君臣协力大补元气、养心气，资脉之本源；五味子收敛心气，与熟地黄合用能固元益肾；茯苓、酸枣仁、远志共奏养心安神之功，定心镇气，治失眠健忘；丹参、苦参强心活血，安五脏；川芎为血中之气药，有活血行气之功，辅佐君臣。因此，本方适用于心气亏虚型老年心律失常的治疗。

温阳强心汤

原料组成： 茯苓11克，桂枝、白术、甘草、血竭、鸡血藤、川芎、苦参各13克。

用量用法： 水煎服，每日1剂，分早晚2次服，28天为1个疗程。

主治功效： 活血化瘀。适用于心律失常阳虚水饮血瘀证。

方义简释： 本方是张仲景治疗脾虚水停之方，以鼓舞脾阳，化湿利水。方中桂枝、甘草性味辛甘化阳，化气通阳；茯苓、白术健脾淡渗，恢复脾之运化功能，化生气血，清除水饮；甘草能“下气除烦”，补中，阳气振奋，血脉充足，使心有所养，症状消除；血竭、鸡血藤、苦参共用，化瘀活血，疏通心脉；川芎宣通心气。诸药合用，达到温阳强心、宽胸通脉的功用。

温通心脉宁

原料组成： 龙骨、牡蛎各18克，黄芪、葛根、丹参各28克，白芍16克，桂枝、川芎、五味子各13克。

用量用法： 水煎服，每日1剂，每日2次，早晚分服。

主治功效： 活血益气，安神定悸，温通心阳。适用于心律不齐。

方义简释： 方中的黄芪、丹参补气活血，提高心肌血液循环，营养心肌，川芎活血、补血养血辅助黄芪、丹参；葛根通脉升阳；桂枝温阳通心；龙骨、牡蛎潜镇安神定悸；五味子敛心气，安心养神，白芍止痛缓急。诸药配伍后，具有活血益气，温阳通心，安神定悸的作用。

原料组成：桂枝 11 克，细辛 10 ~ 16 克，淫羊藿 16 克，黄芪 30 ~ 60 克，红参 6 ~ 16 克（另炖），麻黄 4 克，巴戟天、熟附子（先煎）、炙甘草各 13 克。

用量用法：水煎服，每日 1 剂，分早晚服 2 次，28 天为 1 个疗程，饭后服。

主治功效：散寒温阳。适用于心气不足、心律失常，心阳不振证。

方义简释：温通经脉汤以熟附子、巴戟天、淫羊藿温经通脉，振奋心肾阳气；红参补元气，鼓舞气血运行；黄芪、炙甘草补心益气；细辛、桂枝、麻黄活血温经散寒，宣畅心脉。尤其细辛性味辛温，既温运心阳，又鼓舞肾阳，斡旋上下，用量 10 ~ 16 克，轻则难以奏效。全方具散寒温阳、益气复脉之功，并于临床变通，可使心阳振奋，痰化瘀消，心脉复畅，失常之心律恢复正常。

高脂血症

高脂血症常被称为高血脂，医学上又称为血脂异常，通常指血浆中甘油三酯和胆固醇升高，也包括低密度脂蛋白胆固醇降低。高脂血症可以分为原发性和继发性两大类。

原发性是由于单基因缺陷或多基因缺陷，使参与脂蛋白转运和代谢的受体、酶或载脂蛋白异常所致，或由于环境因素和通过未知的机制而致。

继发性多发生于代谢性紊乱疾病（糖尿病、高血压、肝肾疾病），或与其他因素，如年龄、性别、季节、饮酒、吸烟、饮食、体力活动、精神紧张、情绪活动等有关。

黄芪降脂方

原料组成： 黄芪、生蒲黄、海藻、水蛭、苍术、虎杖等适量。

用量用法： 水煎取浓汁，小火熬煳，放入龟甲胶、鹿角胶、白文冰，熔化收膏。每晨以沸水冲饮1匙。

主治功效： 健中补气。适用于老年高脂血症。

方义简释： 黄芪为补气之主药，健中补气，气行则血行，研究表明，黄芪有扩张血管，提高血液循环，降低血液黏滞性等作用；黄芪伍苍术健脾补气，复脾升清降浊之能，且补而不滞，可谓治本；生蒲黄化瘀活血。药理研究证实，含有较多的植物固醇，可与胆固醇竞争酯化酶，减少胆固醇的吸收。全方体现了标本兼治的治疗思路。

补肾固本汤

原料组成：山楂、枸杞子、黄芪、菟丝子各28克，三棱、莪术、当归、赤芍、水蛭、泽兰各16克，川芎9克。

用量用法：水煎服，每日1剂，每日分3次服。

主治功效：活血化瘀，补肾固本。适用于老年高脂血症。

方义简释：方中的枸杞子、菟丝子固本补肾；黄芪大补元气，以助气血运行；三棱、莪术消瘀破血，既可行血中之滞，又能行气健脾消积，以促进脂质吸收利用；当归、川芎、赤芍、泽兰化瘀活血。此外，中医在辨证论治的基础上，选用经药理研究证实，具有降脂作用的药物如山楂、水蛭等。诸药合用，标本兼顾，共收补肾、化瘀活血之功。一般中老年高脂血症，服用本方8～10剂后，大多可获较好的疗效。

益气降脂汤

原料组成：红花16克，葛根、决明子、山楂、何首乌各28克，泽泻、姜黄、淫羊藿各18克。

用量用法：水煎服，每日1剂，每日3次，分早、中、晚温服。28天为1个疗程，复查血脂，连用2个疗程。

主治功效：滋肝补肾。适用于老年高脂血症。

方义简释：本方在运用时重用何首乌、淫羊藿滋肝补肾；合用红花、山楂化瘀活血，促血运行；配用姜黄行气疏肝，使气机调畅；用泽泻等健脾利湿、化痰浊。诸药合用，扶正祛邪，化浊祛瘀而不伤正，滋肝补肾健脾而不留邪。

祛瘀生新汤

原料组成： 红花、桃仁、生地黄、丹参、当归、泽泻、地鳖虫等适量。

用量用法： 水煎服，每日 1 剂，每日 2 次，早晚分服。

主治功效： 补血活血。适用于老年高脂血症。

方义简释： 方中的桃仁破瘀强劲，红花行血力胜，二药伍用，药力促进，通络活血，生新祛瘀；生地黄入肾，补阴壮水，敛阴益血，二味为补血之正药；当归性柔而润，补血活血，调经祛瘀；泽泻甘淡，泄浊渗湿；丹参性味苦寒，祛瘀活血；地鳖虫搜剔通络，活血散瘀。全方共奏化瘀泄浊、祛瘀生新之功。

补肾填精汤

原料组成： 黄精、淫羊藿、茵陈、泽泻各 11 克，何首乌、山楂各 16 克，姜黄、石菖蒲各 9 克，大黄、陈皮各 6 克。

用量用法： 水煎服，每日 1 剂，每日分 2 次，取汁 150 毫升，早晚分服，28 天为 1 个疗程。

主治功效： 填精补肾，化瘀祛浊。适用于高脂血症，证属肾精亏虚、湿浊郁滞。

方义简释： 方中的何首乌、黄精、淫羊藿填精补肾，阴阳并补；石菖蒲、泽泻、茵陈、陈皮降浊除湿；山楂、姜黄、大黄活血通络化瘀。若肝阳上亢，头痛眩晕者，加天麻、钩藤以潜阳平肝；胸闷心悸，舌紫黯者，加瓜蒌、薤白理气宽胸；脾胃虚弱突出者，加黄芪、党参、山药增强健脾益气之效。

第7章

五官科疾病经典处方

近视

近视，是指视近物清晰、视远物模糊的眼病。高度近视者，眼珠较为突出，远视力显著减退，为了视物清晰，不得不移近所视目标，且常眯目视物。大多数学者认为，近视与多种因素有关，包括遗传因素、环境因素、不良用眼习惯等。

近视常见的分类方法有三种，分别依据近视度数、屈光成分和病程进展进行分类。近年来，我国近视发生率呈明显上升趋势。据统计，我国人口近视发生率约为33%，是世界平均水平（占总人口的22%）的1.5倍。

定志丸

原料组成： 远志（去心）、人参各5克，菖蒲、茯苓各10克，朱砂0.15克（不宜入煎剂）。

用量用法： 蜜为丸，每日1丸。

主治功效： 清肝镇心。

方义简释： 方中的人参补心气，菖蒲开心窍，茯苓能交心气于肾，远志能通肾气于心，朱砂色赤，清肝镇心，心属离火，火旺则光能及远也。

近视眼丸

原料组成： 五味子、枸杞子、青葙子各20克，黄芪25克，桑葚、覆盆子各15克，桃仁、红花、鸡血藤、远志、野菊花、决明子各12克，石菖蒲、升麻各10克，冰片0.15克。

用量用法：将上药共研为极细末，炼蜜为丸，每丸 9 克。每次服 1 丸，白开水送服，每日早晚各 1 次。同时每日做眼保健操 3 次。2 个月为 1 个疗程，每半个月测视力 1 次。

主治功效：活血通络，清肝明目。

方义简释：方中的枸杞子、桑葚、覆盆子、五味子补益肝肾，黄芪补气益肝，桃仁、红花、鸡血藤活血通络，远志、石菖蒲清心开窍，野菊花、决明子、青葙子清肝明目，升麻升清载药上行，冰片芳香走窜通络。诸药合用，共奏补益肝肾、活血通络、清肝明目之功。

青年近视汤

原料组成：覆盆子、菟丝子、怀山药各 15 克，党参、白术、桑螵蛸各 9 克，焦六曲 16 克。

用量用法：水煎服。每日 1 剂，每日分 3 次服。

主治功效：健脾益肾。

方义简释：方中的桑螵蛸入肝肾经，益阴生精，功专收涩；覆盆子入肝肾经，益肾固精，补肝明目；菟丝子不温不燥，平补阴阳而补肾养肝；党参补中益气，健脾助运；白术补脾燥湿；焦六曲消食和胃；怀山药益脾肾，培补后天之本。诸药合用，健脾固肾涩精，补先天不足，精血充沛，神光发越而视远，可增强视功能，提高视力。

角膜炎

角膜炎，是指因外界病原体或自身疾病等因素导致角膜组织发生炎性病变，属中医“黑睛翳”范畴。角膜位于眼球最前面，直接与外界接触，易受到微生物、外伤及理化刺激因素的损害而发生炎症。

临床上，角膜炎表现为视物模糊、疼痛、畏光和流泪等刺激症状及明显的视力减退。按照致病原因，可以将角膜炎分为感染性、免疫性、营养不良性、神经麻痹性和暴露性等。感染性角膜炎多发生于角膜中央区，而免疫性角膜病易发生于角膜周边部位。

泻青丸

原料组成： 当归、龙胆草、川芎、山栀、大黄、羌活、防风各 30 克。

用量用法： 将上药共研极细末，炼蜜为丸，如梧桐子大。每次 6 克，每日服 2 次，竹叶煎汤加砂糖温开水化下。小儿剂量酌减。也可改用饮片作汤剂水煎服，各药用量按常规剂量酌定。

主治功效： 清肝泻火。

方义简释： 方中龙胆草、大黄、山栀泻肝胆实火；合以当归、川芎养肝血以防火热伤及肝血；羌活、防风疏散火邪。合而用之，共奏清肝泻火之功。

大青叶汤

原料组成： 板蓝根、大青叶、金银花各 15 克，羌活、黄连、黄芩、黄柏、栀子、野菊花、决明子各 10 克，荆芥、防风、生甘草各 6 克。

用量用法：水煎服。每日 1 剂，每日分 3 次服。

主治功效：祛风解毒，清热解毒。

方义简释：方中的板蓝根、大青叶、金银花、野菊花、决明子清热解毒；黄连、黄芩、黄柏、栀子清热泻火；羌活、荆芥、防风祛风解毒；生甘草解毒，调和诸药。合而用之，共奏祛风清热、泻火解毒之功。

大青叶汤

原料组成：蒲公英、金银花各 20 克，柴胡、蔓荆子、栀子各 12 克，龙胆草、赤芍、防风各 15 克，荆芥、白芷各 10 克，木通、生甘草、茯苓各 8 克。

用量用法：水煎服。每日 1 剂，每日服 2~3 次。

主治功效：清热解毒，利水健脾。

方义简释：方中的蒲公英、金银花、栀子、龙胆草清热解毒，泻火明目；柴胡疏肝解郁；赤芍凉血活血；防风、荆芥、白芷、蔓荆子祛风解表；茯苓、木通利水健脾；生甘草解毒，调和诸药。诸药合用，共奏祛风清热、利水健脾之功。

祛风解毒汤

原料组成：蝉蜕、白蒺藜、谷精草、青葙子、密蒙花、木贼草、石决明、决明子、黄连各 30 克，当归、赤芍各 15 克。

二决消炎丸

二决消炎丸

用量用法： 将上药共研极细末、过筛。另以生地黄、元参各30克，煎成水剂，调入诸药粉，制成小丸后备用。用时，每次9克，每日服2次，儿童减半，温开水送服。服药时可配合阿托品、金霉素眼药膏涂眼和眼部热敷等方法治疗。

主治功效： 清热祛风，凉血养血。

方义简释： 方中的决明子、黄连、谷精草、青葙子、密蒙花清肝明目；石决明平肝潜阳；蝉蜕、白蒺藜、木贼草祛风退翳；当归、赤芍、生地黄凉血养血；元参滋阴降火。诸药合用，共奏清热祛风、凉血养血之功。

银翘散加减方

原料组成： 桑叶、金银花、连翘、蒲公英各12克，甘草5克，芦根15克，薄荷、木通各3克，桔梗、炙桑皮、竹叶、菊花、黄芩各9克，荆芥、龙胆草各6克。

用量用法： 水煎服。每日1剂，每日分2次服。

主治功效： 疏风清热。

方义简释： 方中的金银花、连翘、蒲公英、菊花、黄芩、龙胆草清热解毒；桔梗、炙桑皮宣肺利气；竹叶清心除烦；芦根清热生津；薄荷、桑叶、荆芥疏散风热；木通清热利水；甘草解毒，调和诸药。诸药合用，共奏疏风清热之功。

白内障

白内障，是由许多因素，如老化、遗传、代谢异常、外伤、辐射、中毒和局部营养障碍等，引起晶状体囊膜损伤，使其渗透性增加、丧失屏障作用，导致晶状体代谢紊乱、晶状体蛋白发生变性，形成混浊的疾病。60 岁后的老年人，此病发病率随年龄的增长不断递增，是导致老年患者失明的主要原因之一。此病属于中医学“圆翳内障”的范畴，可辨证分为肝肾亏虚型、脾胃气虚型、阴虚阳亢型等。

白内障的早期症状一般不明显，仅表现为轻度的视物模糊。眩光等异常中期以后，晶状体混浊逐渐加重，视物模糊的程度也随之加重，并可能出现复斜视、近视，最终可以导致失明。

内障三奇丸

原料组成： 蕤仁霜（20%），甘菊花（40%），车前草子（40%）。

用量用法： 将上药共研为细末，水泛为丸，如梧桐子大，贮瓶备用。每次服 5 克，日服 2 次，温开水送服。同时配用斗障散眼药：威灵仙液丸制炉甘石 500 克，飞朱砂 5 克，牛黄 3 克，麝香 1.5 克，冰片 50 克。共研为极细末贮瓶密封，每晚取少许点滴 1 次。

主治功效： 清热凉血。

方义简释： 方中的蕤仁霜清热解毒，利湿通淋；甘菊花凉血止痛；车前草子有利尿、清热解毒的功效，可以促进尿液排泄，清除湿热。

石斛夜光丸

原料组成： 天门冬、人参、茯苓各 60 克，五味子（炒）、石斛、肉苁蓉、川芎、炙甘草、枳壳（炒）、青葙子、防风、黄连、犀牛角（可用水牛角 3 倍量代）、羚羊角（山羊角代）各 15 克，菊花（酒浸）、山药、枸杞子各 21 克，牛膝、苦杏仁各 22.5 克，麦冬、熟地黄、生地黄各 30 克，决明子 24 克。

用量用法： 将上药共研为极细末，炼蜜为丸，如梧桐子大，贮瓶备用。每次 3~9 克，每日服 2 次，黄酒或淡盐汤送服，也可以用温开水送服。

主治功效： 清热泻火，滋养肝肾。

方义简释： 方中的生地黄、熟地黄、天门冬、麦冬、枸杞子、牛膝、山药、人参、茯苓、五味子、石斛、肉苁蓉、炙甘草滋养肝肾，益脾补虚；合以黄连、犀牛角（代）、羚羊角（山羊角代）、菊花、青葙子、决明子、防风，清热泻火，明目祛风；川芎、苦杏仁、枳壳（炒）理气活血，宣肺化痰。诸药合用，共奏滋养肝肾、清热泻火、益脾明目之功。

祛障明目汤

原料组成： 熟地黄、云苓、党参、炒山药各 15 克，枸杞子、当归、女贞子、沙苑子、白芍、菊花、黄精、制首乌各 12 克，川芎 9 克，红花、车前子、神曲、夏枯草各 10 克，陈皮 6 克。

用量用法： 水煎，每日 1 剂，每日分 2 次，早晚饭后服。

主治功效： 滋补肝肾，平肝明目。

方义简释： 方中的沙苑子、枸杞子、女贞子、熟地黄、白芍、当归、制首乌滋补肝肾，育阴养血；党参、黄精、云苓、炒山药、神曲、陈皮补中益气，健脾和胃，以达精血充足，肝气条达，疏泄畅通；菊花、夏枯草、车前子清泄肝胆郁热，畅利气机之运行，升清降浊，平肝明目；红花、川芎活血通经。全方共奏祛障明目之功效。

耳聋

耳聋，又称听力损害、听力丧失、听力功能受损、失聪、听障。耳聋是听觉传导通路发生器质性或功能性病变导致不同程度听力损害的总称。一般认为语言频率平均听阈在 26dB（分贝）以上时称为听力减退或听力障碍。

耳聋的病因复杂，有先天性和后天性因素。其中，化脓性中耳炎是传导性耳聋中最主要的致聋疾病。按照病变部位及性质，耳聋可以分为四类：传导性聋、感音神经性聋、混合性聋和中枢性聋。

化瘀复聪汤

原料组成： 丹参、葛根各 30 克，赤芍、当归、三棱、郁金各 12 克，川芎、石菖蒲各 15 克，香附、地龙、路路通各 9 克。

用量用法： 水煎服。每日 1 剂，每日分 2 次服。

主治功效： 行气通窍，活血化瘀。

化瘀复聪汤

方义简释：方中的川芎、赤芍、当归、三棱活血化瘀，香附、郁金行气通脉，地龙、路路通疏通经络，葛根、石菖蒲宣通耳窍，再配以重剂丹参活血。诸药合用，既可行血分之瘀阻，又能解气机之郁滞。

通窍益气汤

原料组成：蔓荆子、软柴胡、川芎、桃仁泥、红花、赤芍各 10 克，粉葛根、黄芪、丹参各 30 克，青葱管 5 支。

用量用法：水煎服。每日 1 剂，每日分 2 次服。

主治功效：升阳通窍，益气活血。

方义简释：方中的蔓荆子、粉葛根、软柴胡升发清阳，丹参、赤芍、川芎、桃仁、红花活血化瘀，黄芪益气升阳，青葱管引诸药通耳窍之闭。诸药协同，共奏升阳通窍、益气活血之功。

新麻杏石甘汤

原料组成：石菖蒲、防已各 6 克，苦杏仁 10 克，葶苈子、甘草、炙麻黄各 3 克。

用量用法：水煎服。每日 1 剂，每日分 2 次服。

主治功效：宣肺通窍。

方义简释：方中的炙麻黄、苦杏仁、葶苈子宣肺散邪；石菖蒲通窍；防已苦寒入肺、膀胱经，能清热利尿通闭；甘草和中并调和诸药。诸药合用共奏宣肺通窍之功。

中耳炎

中耳炎，指的是各种致病因素导致中耳鼓室、鼓窦、乳突和咽鼓管等部位的炎症，好发于儿童。耳包括外耳、中耳和内耳三部分。以鼓膜为界，鼓膜外侧为外耳，鼓膜内侧为中耳。

中耳炎分为非化脓性和化脓性两大类。非化脓性者包括分泌性中耳炎、气压损伤性中耳炎等；化脓性者有急性和慢性之分。中耳炎源于细菌以及病毒感染，可由感冒、流感、鼻窦炎等疾病引起。

泽苓汤

原料组成： 泽泻、茯苓各15~30克，石菖蒲10~15克。

用量用法： 水煎服。每日1剂，每日分3次服。

主治功效： 利湿祛痰，开通耳窍。

方义简释： 方中的泽泻有利水渗湿之功，使清气上升而除头目诸疾；茯苓健脾利水，助泽泻去痰湿；石菖蒲味辛性温，辛者串通九窍，温则化痰去痰湿，能助茯苓、泽泻化痰祛浊，且石菖蒲的开窍作用可能对咽鼓膜起到扩张作用。

吹耳散

用量用法： 先将蛀竹屑粉、五倍子、枯矾、青黛、硼砂、黄连共研细末，再入轻粉、冰片同研细末和匀，贮瓶备用，勿泄气。同时，在吹药前，先将患耳内脓液拭净，急性中耳炎用洗耳方（芙蓉叶15克，苦参9克，煎水取汁）洗耳；慢性中耳炎用药棉棒蘸氯霉素眼药水入耳腔内转动拭耳后，再取本散少许（约0.1克），均匀吹入患耳腔内。净耳、拭耳后吹药，每日吹4~6次，证重者每2小时吹1次，10天为1个疗程，未愈，停药1天，再继续如上法用药1个疗程，直至愈为止。

吹耳散

主治功效：清热祛湿，祛腐排脓。

方义简释：方中的君药以蛀竹屑粉消炎祛湿，排脓止痛，本品为民间治疗脓耳（即化脓性中耳炎）之有效单方，其消炎解毒、祛湿排脓之功颇著；臣药以川黄连、青黛清热泻火解毒；硼砂、冰片、轻粉芳香通窍，消炎解毒，祛腐排脓；佐以五倍子、枯矾祛湿排脓，止痛敛疮。诸药配伍为用，共奏清热祛湿、祛腐排脓、解毒敛疮之功。

升青流气饮

原料组成：青皮、乌药、蔓荆子各6克，黄芪、紫苏叶、大腹皮各10克，柴胡、川芎、石菖蒲、升麻、木香各3克。

用量用法：水煎服。每日1剂，每日分2次服。

主治功效：调理气机，升清开窍。

方义简释：方中的木香、乌药，具有消积滞、辟邪气、导滞气功能；青皮、蔓荆子疏肝散结、破气止痛；紫苏叶散发风气、顺气化痰；大腹皮协调寒热失和、疏瘀滞、开郁结；川芎行气开郁、上行头目、破瘀血、生新血；升麻、柴胡升清降浊；用黄芪益气，气盛则更能反映出诸药的作用；石菖蒲用以开窍。

鼻窦炎

鼻窦炎，为鼻科常见疾病，是由病毒、细菌或真菌引起的鼻窦感染。致病菌多数为化脓性球菌，如肺炎双球菌、葡萄球菌和卡他球菌。主要症状是鼻塞、流胶涕和头痛，常常伴嗅觉减退或丧失，一般无传染性，无遗传性。

按照临床类型，鼻窦炎分为急性鼻窦炎和慢性鼻窦炎。急性鼻窦炎多由上呼吸道感染引起，细菌与病毒感染可同时并发；慢性鼻窦炎较急性者多见，常为多个鼻窦同时受累。急性鼻窦炎的发病率较高，所有人群都可能发生，尤其是儿童、老人等全身抵抗力较低者。

群芳煎

原料组成： 金银花、夏枯花各20克，野菊花、苦参各15克，辛夷花、黄芩、苍耳子、白蒺藜各12克，玉簪花6克。

用量用法： 水煎服。每日1剂，每日分2次服。

主治功效： 轻清上透，芳香宣窍。

方义简释： 方中的金银花甘寒，能解毒疗疮；夏枯花味苦，可消瘰散结；辛夷花味甘，可治鼻塞流涕、不闻香臭；野菊花之辛苦能消痈肿疔毒；玉簪花之甘辛寒可消痈肿，一般用根，而此方用花。并加黄芩苦寒，泻火清肺；苦参味苦，清热消痈；苍耳子味苦，祛风除痹；白蒺藜味苦能平肝消风。

鼻渊散

原料组成： 芙蓉叶、香白芷、辛夷花各15克，细辛3克，冰片1.5克。

用量用法： 将上药共研细末，贮瓶备用，勿泄气。临证用药前，先用药棉棒将鼻腔涕液拭净，再取本散适量（约0.15克）用吹药器吹入患者鼻腔内或令患者用鼻吸入。每次吹2~3下，每日用3次。

主治功效： 疏风泄热，宣肺通窍。

方义简释： 方中的香白芷、辛夷花、细辛疏风散寒，宣肺通窍以复肺气宣发之用；入芙蓉叶、冰片清热消炎，通窍止痛以清泄伏热，通窍清脑。诸药配伍为用，一清一温，清温并用，共奏疏风泄热、宣肺通窍之功。

通鼻汤

原料组成： 升麻、穿山甲（鳖甲代）、王不留行、鹿角霜各9克，白芷15克，辛夷12克，鱼腥草、蒲公英、薏苡仁、花粉、黄芪各18克，甘草3克。

用量用法： 水煎服。每日1剂，每日分3次服。

主治功效： 祛风除湿，托里通窍。

方义简释： 方中的升麻、白芷、辛夷宣散升清，通窍散风；蒲公英、鱼腥草、薏苡仁以祛鼻窍之湿热；鹿角霜为血肉有情之品，温补督脉，强精益血；王不留行活血消肿、消炎；甘草调和诸药，配黄芪、花粉调和阴阳，更能增强补气阴之功，亦能温通鼻窍。诸药协同，共奏祛风除湿、败毒排涕、托里通窍之功。

酒糟鼻

酒糟鼻，也称酒渣鼻，又称为“赤鼻”“鼻疮”“糟鼻子”等，是由于肺胃积热上蒸，复遇风寒犯上，血瘀凝滞而成，或因嗜酒之人，酒气熏蒸，复遇风寒之邪，交阻肌肤所致。此病是好发于颜面、鼻部周围的慢性炎性皮肤病。

中医临床常分三型治疗，即肺胃积热型，治则清泄肺胃积热；热毒炽盛型，治则清热解毒；痰湿蕴热型，治则除湿化痰清热。酒渣鼻的病因尚不清楚，嗜酒嗜烟、过食辛辣、冷热刺激等均可使颜面血管运动神经失调，致毛细血管长期扩张而促发此病。

疏肝解郁汤

原料组成：甘草5克，柴胡、薄荷、黄芩、栀子、当归、赤芍、红花、莪术、陈皮各8克。

用量用法：将药品用清水浸泡半小时，大火煎20分钟，然后小火煎10分钟，取浓缩液100毫升，纱布过滤后装入无菌瓶中。每日2次，每次50毫升，温热内服。

主治功效：活血理气，舒肝解郁。

方义简释：方中的柴胡解热消炎，疏肝解郁；薄荷泄热解毒；栀子、黄芩清热泻火利湿，善清肺胃之湿热；当归活血补气；赤芍、红花、莪术活血化瘀；陈皮理气燥湿，并减少皮脂的分泌；甘草补气调和诸药。

解毒散结散

原料组成：葶苈子、生石膏、黄芩各18克，枇杷叶、桑白皮、玄参、麦冬、赤茯苓、车前子、厚朴、鱼腥草各16克，熟大黄8克，枳实11克。

用量用法：将上药浸泡3小时，然后煎熬半小时左右，取汁400毫升。每日1剂，分2次饭后服，每次200毫升。有丘疹、脓疱者再煎取汁湿敷患处，15天为1个疗程。治疗期间宜清淡饮食，忌食辛辣及肥甘厚腻之品，戒烟酒。

主治功效：清肺泻热，解毒散结。

方义简释：方中的桑白皮、葶苈子清肺化痰；赤茯苓、车前子引热下行；生石膏、黄芩、鱼腥草、枇杷叶清肺除热；熟大黄、厚朴、枳实泻火通便，使太阴之热下移于阳明大肠，而从后阴而泻；玄参、麦冬性味甘凉濡润，既能清热泻火，解毒散结，又能滋阴养津。诸药合用，清肺泄热，祛痰利湿，因势利导，邪去正安。

白皮消斑饮

原料组成：黄芩、桑白皮、生地黄各16克，赤芍、夏枯草、白花蛇舌草、山楂、石膏各28克，百部、牡丹皮各18克，白芷8克，酒大黄、甘草各3克。

用量用法：水煎服。每日1剂，每日分2次温服。

主治功效：杀虫止痒，清泻肺胃。

方义简释：方中的黄芩、桑白皮、石膏、百部清肺胃积热；生地黄、牡丹皮、赤芍凉血消斑；夏枯草、白花蛇舌草、酒大黄清热解毒；山楂活血化瘀；白芷散风除湿、消肿排脓、美白；甘草调和诸药。

慢性鼻炎

慢性鼻炎，是持续 4 周以上或炎症反复发作的鼻腔黏膜和黏膜下层的慢性炎症，以鼻塞、流涕等不适症状为主要表现，可持续数月以上或呈反复发作状态，在间歇期内仍不能完全恢复正常，严重影响患者的生活质量。

根据慢性鼻炎的病理和功能紊乱的程度，可以分为慢性单纯性鼻炎和慢性肥厚性鼻炎。前者是以鼻黏膜肿胀、分泌物增多为特征的鼻黏膜慢性炎症，后者是以黏膜、黏膜下层甚至骨质的局限性或弥漫性增生肥厚为特点的鼻腔慢性炎症。

辛温通窍饮

原料组成： 白芍、桂枝、生姜各 9 克，大枣 12 枚，黄芪、白术各 16 克，防风 3 克，辛夷、薄荷各 11 克，川芎、生甘草各 13 克。

用量用法： 用水浸泡方药约半小时，然后用大火煎药至沸腾，再以小火煎煮 30 分钟，薄荷后下煎煮 15 分钟。每日 1 剂，每日分 3 次温服。

主治功效： 益气散寒，辛温通窍。

方义简释： 方中的桂枝散寒辛温，通达鼻窍；白芍收敛营阴，缓急止涕；生姜、防风助桂枝通窍散寒；黄芪固表益气；白术益气健脾；辛夷开窍散寒；薄荷辛凉通窍；川芎行气开窍理血；大枣、生甘草和中益气，清利鼻窍，兼防辛散药伤气。

散寒止痛汤

原料组成： 苍耳子、川芎、防风、蔓荆子、白芷、石菖蒲、黄芩各13克，川芎、辛夷各16克，金银花28克，野菊花、鱼腥草各18克，细辛3克，甘草、薄荷各6克。

用量用法： 水煎服。每日1剂，每日分2次服，早晚各1次。

主治功效： 解毒清热，通窍散寒。

方义简释： 方中的辛夷、苍耳子、石菖蒲通窍；金银花、野菊花、鱼腥草解毒清热、消炎抗菌；川羌、防风、细辛、蔓荆子、薄荷祛风胜湿、止痛散寒；黄芩清泄肺热；川芎止痛活血；白芷解热排脓；甘草补中调和诸药。

发散风寒汤

原料组成： 桃仁、白芍、白术、苍耳子、大枣、辛夷花、乌梅各13克，黄芪、薏苡仁各11克，大贝母6克，芦根、鱼腥草各16克，防风8克，甘草4克。

用量用法： 7剂为1个疗程，水煎服。每日1剂，每日分2次温服。

主治功效： 发散风寒，辛温通窍。

方义简释： 方中以黄芪、白术、防风、甘草、大枣固表益气；苍耳子、辛夷花祛风以开肺窍；桃仁、薏苡仁、大贝母、芦根、鱼腥草化痰清肺以涤肺络；乌梅、白芍敛肺脱敏，消补兼施而获效。

喉喑

喉喑，是指以声音嘶哑为主要特征的喉部疾病。喉喑有虚、实之分，实证者多由风寒、风热、痰热犯肺，肺气不宣，邪滞喉窍，声门开合不利而致。虚证者多由脏腑虚损，喉窍失养，声户开合不利而致。

此病初期多为实证，临床辨证多属风寒、风热或肺热壅盛，肺气不宣；病久则多为虚证或虚实夹杂证，临床辨证多属肺肾阴虚、肺脾气虚或血瘀痰凝，喉窍失养。治疗此病时，在辨证用药的基础上，应配合运用利咽开音法。

消息利咽汤

原料组成： 蒲公英、夏枯草、鱼腥草各30克，胖大海、茯苓、赤芍、蝉衣、丹参、生甘草各10克。

用量用法： 水煎服。每日1剂，每日分2~3次服。

主治功效： 清热解毒，化痰散结。

方义简释： 方中的蒲公英、鱼腥草、生甘草清热解毒，夏枯草清热化痰散结，胖大海养阴清热润肺开音，丹参、赤芍、茯苓活血渗湿，蝉衣搜风通络。诸药合用，共奏消热解毒、活血化痰、消息利咽之功。

二汤消息汤

原料组成： 败酱草、牛蒡子、全瓜蒌、夏枯草各15克，百合、沙参、茯苓、前胡、法半夏各12克，全当归、白术、赤芍、桔梗各10克。

用量用法： 水煎服。每日1剂，每日分2次服。

二汤消息汤

主治功效：健脾渗湿，宣肺利气。

方义简释：方中的败酱草、夏枯草清热解毒，化痰散结；全瓜蒌、前胡、法半夏、桔梗、牛蒡子宣肺利气，化痰散结；百合、沙参养阴润肺；白术、茯苓健脾渗湿；全当归、赤芍活血通络。诸药合用，共奏清热化痰、宣肺健脾、养阴活血之功。

红花解毒汤

原料组成：蒲公英、金银花、败酱草各 20 克，鳖甲、海藻、红花、桃仁、郁金、川黄柏、知母各 10 克，生甘草 6 克。

用量用法：水煎服。每日 1 剂，每日服 1~2 次，10 剂为 1 个疗程。

主治功效：清热养阴，化瘀散结。

方义简释：方中的蒲公英、金银花、败酱草清热解毒，川黄柏、知母清热养阴，鳖甲、海藻软坚散结，红花、桃仁、郁金活血祛瘀、通络散结，生甘草解毒并调和诸药。诸药合用共奏清热解毒、化瘀散结之功。

慢性咽炎

慢性咽炎，是指长时间发生于咽部黏膜、黏膜下和淋巴组织的弥漫性炎症，以成年人更为常见。此病的主要特征是咽部不适、发痒、发干、灼热、刺痛，以及咽部分泌物比较黏稠等。此病的病程长，症状顽固，不易治愈。

此病属于中医学“喉痹”的范畴，多由肝肾阴虚、虚火上炎所致。此病也可以是某些全身性疾病的局部表现，如贫血、糖尿病、肝硬化及慢性肾炎等。治疗此病应以滋阴清热、化痰利咽为主。

金果饮

原料组成： 生地黄、玄参、麦冬、陈皮、胖大海各等分。

用量用法： 将上药制成糖浆剂。每次 15 毫升，每日分 3 次服。亦可改用饮片作汤剂水煎服，各药用量按常规剂量酌定。

主治功效： 化痰利咽。

方义简释： 方中的玄参清热养阴利咽，生地黄、麦冬滋阴润燥，更佐以胖大海利咽开音，陈皮理气化痰。诸药合用，共奏养阴生津、清热利咽之功。

五福化毒丹

原料组成： 犀牛角（3 倍量水牛角代）、甘草、朴硝各 9 克，桔梗 30 克，生地黄、赤茯苓、牛蒡子各 15 克，连翘、玄参各 18 克，青黛 6 克。

用量用法： 将上药共研细末，炼蜜为丸，如龙眼大（约 3 克）。每服 1 丸，薄荷汤研化下，每日分 2 次服。

五福化毒丹

主治功效： 清热凉血。

方义简释： 方中的犀牛角（3 倍量水牛角代）、生地黄、玄参清热凉血；桔梗、甘草宣肺泄热利咽；赤茯苓利水健脾；朴硝通腑泄热，使热毒从二便排出；青黛清热解毒；连翘、牛蒡子凉血解毒，且牛蒡子、玄参、桔梗又均为清热利咽要药。诸药合用，共奏清热凉血、解毒消肿之功。

加味增液汤

原料组成： 金银花 30 克，连翘、生地黄、玄参、麦冬、生石膏各 15 克，牡丹皮、白芍、甘草、竹叶、车前草、薄荷各 10 克。

用量用法： 水煎服。每日 1 剂，代茶频饮，可连服 3~5 剂。

主治功效： 清热解毒。

方义简释： 方中的玄参、麦冬、生地黄增液以滋阴固其本；生石膏、竹叶泄气分之火；牡丹皮、白芍泻血分之火；薄荷使郁火上散；车前草清热利水而引毒火下行；金银花、连翘清热解毒（败毒）；甘草解毒泻火调和诸药。诸药合用，共奏滋阴泻火败毒之剂。

鹅口疮

鹅口疮，又名雪口病，是由口腔念珠菌感染所引起的口腔黏膜急性假膜性损害。通常表现为颊黏膜、嘴唇内侧等部位出现类似凝乳状的白色膜状物。此病无明显的季节性，常见于禀赋不足、体质虚弱、营养不良、久病久泻的小儿，尤以早产儿、新生儿多见。

此病是由心脾积热所致，主要表现为颊黏膜、舌头表面或者口咽部表面的白色斑片。不同年龄的患者有不同的特征性表现，患儿主要表现为烦躁不安、啼哭、吸乳困难，成年患者表现为口干、烧灼不适、轻微疼痛。

青梅散

原料组成：生石膏、硼砂各2.5克，人中白、青黛、黄连、没药、乳香各1克，冰片0.3克。

用量用法：将上药共研细末。每取少许搽口中，日数次。

主治功效：清热泻火。

方义简释：方中的生石膏、青黛、黄连清热泻火，没药、乳香活血散瘀，人中白、冰片、硼砂解毒敛疮生肌。合而用之，共奏清热泻火、活血敛疮之功。

甘露饮

原料组成：生地黄15克，天门冬、麦冬、茵陈、石斛各9克，酒黄芩、连翘各6克，枳实、炒山栀、竹叶5克，莲子心、甘草各3克，灯心草1克。

用量用法：水煎服。每日1剂，每日分2~3次服。

主治功效：养阴生津，清热解毒。

甘露饮

方义简释： 方中的生地黄、天门冬、麦冬、石斛养阴生津，凉血解毒；配以酒黄芩、连翘、炒山栀、竹叶、灯心草清心脾之火；茵陈清湿热；枳实畅气机；莲子心清心安神；甘草解毒，并调和诸药。诸药合用，共奏清热解毒、养阴生津之功。

清热泻脾散

原料组成： 栀子、生地黄、黄连、茯苓各 9 克，生石膏 15 克，黄连、灯心草各 3 克。

用量用法： 将上药共研细末。每次 3~6 克，水煎服。也可用饮片作汤剂水煎服，各药用量按常规剂量酌定。

主治功效： 清热泻火，健脾渗湿。

方义简释： 方中的栀子、生石膏、黄连清热泻火，佐以茯苓健脾渗湿，灯心草清心安神，生地黄凉血清热。合而用之，共奏清热、泻火、解毒之功。

慢性牙周炎

慢性牙周炎，又被称为破坏性牙周病，主要是由局部因素引起的牙周支持组织的慢性炎症。发病年龄以 35 岁以后较为多见。如果牙龈炎未能及时治疗，炎症可由牙龈向深层扩散至牙周膜、牙槽骨和牙骨质而发展为牙周炎。

牙周炎的主要症状是牙根红肿、质地松软、探诊出血、牙周袋溢脓和牙齿松动。此病是一种破坏性疾病，与微生物、宿主反应有关，是导致我国成人牙齿丧失的主要原因。在局部致病因素中，牙菌斑是最主要的致病因素。

固齿散

原料组成： 滑石粉 18 克，甘草粉 6 克，朱砂面 3 克，雄黄、冰片各 15 克。

用量用法： 将上药共研为细末。早、晚刷牙后，每次取药末少许撒患处；或以 25 克药面兑 60 克生蜜之比，调和后早、晚涂擦患处。

主治功效： 清热解毒，消肿止痛。

方义简释： 方中重用滑石粉清热收湿，合诸药共奏上述之功效。又因外用，药达病所，故奏效甚捷。

解毒汤

原料组成： 金银花、川黄柏、知母、蒲公英各 15 克，牡丹皮、升麻、茯苓、连翘各 10 克，生甘草 8 克。

用量用法： 水煎服。每日 1 剂，每日分 3 次服。

主治功效： 清热解毒，渗湿健脾。

解毒汤

方义简释：方中的金银花、连翘、蒲公英清热解毒；川黄柏、知母清热养阴；牡丹皮、升麻凉血解毒，且升麻善载药上行，直达病所；茯苓渗湿健脾，交通心肾；生甘草解毒，调和诸药。诸药合用，共奏清热解毒之功。

复方竹叶汤

原料组成：黄连、竹叶各 6 克，生地黄、连翘各 12 克，牡丹皮、升麻、大黄各 10 克，生石膏 30 克（先煎），天花粉 15 克。

用量用法：水煎服。每日 1 剂，每日分 2 次服。

主治功效：清心降火，祛风解毒。

方义简释：方中的黄连、竹叶、连翘清心降火；生地黄、牡丹皮、大黄凉血清热，且大黄还有通腑泄热之功；生石膏清阳明胃热；升麻祛风解毒，能载药上行；天花粉养阴生津，以免热盛伤阴之弊。合而用之，共奏清心火、泄胃热、凉血解毒之功。

第 8 章

消化系统疾病经典处方

便秘

便秘的主要表现是排便困难、排便次数减少。大多数患者的排便次数每周少于3次，严重者长达2 ~ 4周才排便1次。少数患者会表现为排便困难，排便时间长达30分钟，或每日排便多次，但排出困难，常伴随粪便干燥、硬结。

治疗便秘的中医方法包括中药治疗、饮食调理和生活习惯调整等。常用的中药方剂包括补气养血汤、益气养液方、健脾润肠方等，它们具有活血通便、调理脾胃的作用。此外，保持规律的生活作息、适度运动和减轻精神压力也有助于改善便秘症状。

补气养血汤

原料组成： 芒硝、大黄、枳实、当归各7克，厚朴11克，甘草、人参各6克。

用量用法： 上药加桔梗4克，生姜3片，大枣2枚，水煎，芒硝溶服。每日1剂，每日分2次服。

主治功效： 补养气血，泄热通便。适用于阳明腑实而又气血不足之证。

方义简释： 本方以大黄、芒硝、枳实、厚朴（即大承气汤）泻火通便，荡涤肠胃实热积滞以攻邪；当归、人参、甘草养血益气，化燥通便，顾护正气。合而用之，有扶正以祛邪、攻下不伤正之妙。重加桔梗开宣肺气、宣通肠腑，为欲降先升之意；生姜、大枣和胃补中，扶其胃气；甘草兼能调和诸药。合而成方，共成泄热通便、养血补气、扶正攻下之剂，洵为邪正合治之良方。

滋阴增液汤

原料组成： 麦冬、生地黄各24克，玄参28克，大黄7克，芒硝6克。

用量用法： 水煎服，每日1剂，每日分2次，早晚各服1次。

主治功效： 泄热通便，滋阴增液。适用于阳明温病、热结阴亏证。

方义简释： 本方以大剂量生地黄、玄参、麦冬增液滋阴为先，增水以行其舟；再配以大黄、芒硝泄热通便，软坚润燥。诸药合用，使阴液得复，燥屎得下，热结可除。正如吴瑭所说："此方妙在寓泻于补，以补药之体，作泻药之用，既可攻实，又可防虚。"

益气养液方

原料组成： 黄芪28克，威灵仙10～18克，金银花、白芍、麻仁、肉苁蓉、当归各18克，厚朴、酒大黄各3～13克。（以上用量可根据病情稍事加减。）

用量用法： 水煎服，每日1剂。可连服，大便调顺再停药。

主治功效： 益气养液，润肠导滞。适用于老年虚证便秘。

方义简释： 此方以黄芪之补气，当归、白芍之养血，麻仁、肉苁蓉之化燥，以治本；厚朴行气润燥，酒大黄缓降，方从青麟丸等方化裁而来；威灵仙通气利脏之腑以治标，佐以金银花清脏腑之热而不伤正。患者若大便数日不下，燥热显著，可加玄明粉3～6克冲服，得便下即止，不可过量。

胃脘痛

胃脘痛是指上腹部胃脘处的疼痛感，也被称为胃痛。它是以胃脘近心窝处常发生疼痛为主的疾病，是临床上的一个常见症状。胃寒疼痛主要是由于外感寒邪和脏腑阳气不足造成的胃运化功能减弱、胃气阻滞出现的不通则痛。

胃脘痛的病位主要在胃，是饮食不节、嗜食生冷食物以及情志不舒畅等因素导致气机不畅所引发的。胃的受纳、腐熟和消化功能与脾气的运化、肝气的疏泄以及肾阳的温煦密切相关。

温中补虚汤

原料组成：人参、吴茱萸各 7 克，大枣 4 枚，生姜片 18 克。

用量用法：水煎服，每日 1 剂，分早晚 2 次服。

主治功效：降逆止呕，温中补虚。适用于食谷欲呕，胃中虚寒，胃脘冷痛，吞酸嘈杂；或厥阴头痛，干呕吐涎沫；或少阴吐利，手足逆冷，烦躁欲死。

方义简释：方中的吴茱萸味辛苦、性大热，直入肝胃，温脾暖胃，散寒升阳，和中止呕，为主药；生姜味辛、性温，暖胃散寒，和中止呕，为呕家之圣药，故重用为辅药，与吴茱萸相配，散寒降浊之功益著。四药相合，共奏温中补虚、暖肝和胃、降逆止呕之功，使阴寒去，逆气平，而诸证自除。

佛手丸

原料组成：土白术、台党参、炙甘草、广陈皮、广木香、法半夏、金铃子、醋青皮、炒枳壳、佛手片、莱菔子、厚朴、大腹皮、延胡索、生赭石、炒谷芽、旋覆花各 13 克，云茯苓皮 20 克，缩砂仁、吴茱萸各 6 克，干百合 28 克，乌药 16 克，生枳实、炒鸡内金、玫瑰花、代代花、马尾连各 10 克，炒秫米、焦六曲各 11 克，火麻仁 18 克，荷梗 4 克。

用量用法：将上药共研细面，炼蜜为丸，每丸 10 克。每日 2 ~ 5 次，每次 1 丸，白开水送服。忌辛辣、油腻食物。

主治功效：疏肝行气，健脾和胃，宽中润肠。适用于胃脘疼痛、痞胀呕恶、纳差便干。

方义简释：本方以香砂六君子为主，合旋覆赭石汤、金铃子散、左金丸、平胃散、百合乌药汤等方。更加佛手片、代代花、玫瑰花舒气补中；炒鸡内金、谷芽、莱菔子消食导积；炒秫米利水化湿；火麻仁润肠通便。虽无深意，却亦平妥。

香附健胃汤

原料组成：砂仁、甘草各 6 克，香附、石斛、三棱、陈皮各 13 克，党参、白术、白芍各 11 克，半夏 10 克，生山楂、丹参各 16 克。

用量用法：水煎服，每日 1 剂，每日分 2 次，早晚各 1 次温服。

主治功效：养阴止痛，益气健脾。适用于脾胃气虚阴亏，脾不能运，胃不能纳，脘腹隐痛，腹胀纳差，喜温喜揉，口干少饮，口中乏味，大便时结时溏，舌苔白微腻，脉弦缓或弦细等。

方义简释：方中用党参、白术、甘草健脾益气，作为健运中焦的基础；加香附、砂仁、半夏、陈皮益气消胀，化湿行痰，以祛脾弱湿聚之痰湿气滞；石斛养胃滋阴；白芍合甘草，酸甘化阴，使阴阳互济，生化有源；丹参、三棱、生山楂化瘀止痛，健胃消积。全方脾胃兼顾，益气又可养阴，补中有健，阴阳两调，刚柔互济，脾胃薄弱者长服可以健脾强胃，故名“健胃汤”。

滋肝补肾汤

原料组成：沙参、丹参各 16 克，生地黄 20 克，麦冬 11 克，川楝子 6 克，女贞子、白术、佛手、当归、香附各 13 克。

用量用法：水煎服，每日 1 剂，分 2 次服。

主治功效：清热活血，滋阴疏肝。适用于肝肾阴虚，肝气不疏，兼血热血瘀之胸胁胃脘胀痛。咽干口燥，其痛绵绵，或兼泛酸口苦，或腹胀纳差，或阴黄不退，舌红少津，脉细弦等。

方义简释：肝、脾病后期，患者阴虚肝郁十分常见，是一个带有共性的证候。古人多以一贯煎为主方，然此方大法虽备，临证多需加减化裁。故用生地黄、麦冬、沙参、女贞子滋肝补肾之阴，性平、味甘而不滋腻。全方既具有较强的滋阴疏肝之力，又可清热利湿、健脾益气，适应证颇广。

慢性泄泻

慢性泄泻是消化科常见病症之一，以反复发作的腹泻为主诉症状，伴有黏液便、血便和不同程度的腹痛等症状，且涉及多种相关疾病。较常见的病症有溃疡性结肠炎、慢性结肠炎、直肠炎、克罗恩病、肠功能紊乱、肠易激综合征等。

慢性泄泻的病因主要由于湿邪的太过及脾气之虚或脾阳不足，使脾气不升而致清气下陷。从临床表现来看，泄泻虽有多种证型，但从病因而论无不以湿邪为患，从病位而言总与脾有关。泄泻虽不离脾，但亦与肝肾有关；治病求本，本于脾胃，健脾化湿为主。

原料组成： 白术、枳实、陈皮、连翘、莱菔子各 13 克，山楂 18 克，神曲 11 克，半夏、茯苓各 7 克。

用量用法： 用水浸泡方药约 30 分钟，先用大火煎药至沸腾，再用小火煎煮 30 分钟。每日 1 剂，分 3 次温服，6剂为1个疗程，需用药2 ~ 4个疗程。

主治功效： 导滞止泻，消食和胃。适用于慢性泄泻。

方义简释： 方中的枳实散气行气，开结除滞，和中清热，化饮消痞；白术益气健脾，化饮燥湿，行水开结；重用山楂，能消一切积滞饮食，善于消肉食之积；神曲健脾消食，善于化酒食陈腐、油腻之积；莱菔子下气、消食、祛痰，善于消谷面蔬菜之积；半夏降逆燥湿，醒脾、和胃、止呕；陈皮化湿理气，和胃醒脾；茯苓益气健脾，止泻渗湿；连翘清热散结。

温肾暖脾丸

原料组成：补骨脂 118 克，肉豆蔻、五味子各 60 克，吴茱萸（浸，炒）28 克。

用量用法：丸剂，每日 2 次，每次 8 克，饭前温开水送服。亦可作汤剂，水煎服，用量按原方比例酌定。

主治功效：暖脾温肾，固肠止泻。适用于脾肾阳虚之肾泄证。

方义简释：方中的补骨脂补肾助阳、止泻温脾，为治肾虚泄泻、壮火益脾之要药，故重用为君药；肉豆蔻暖胃温脾、涩肠止泻，配合补骨脂则温肾暖脾、止泻固涩之功益彰，为臣药；五味子酸温，益气固肾，酸涩收敛；吴茱萸温脾暖胃以散阴寒；五味子、吴茱萸二药相伍，善治肾泻，共为佐药。全方配伍，共奏温肾暖脾，固肠止泻之功。

清热散寒汤

原料组成：法半夏、黄连、干姜、桂枝、党参、炙甘草、大枣各 6 克。

用量用法：水煎服，每日 1 剂，每日分 2 次，早晚各服 1 次。

主治功效：和中止泻，调理寒热。适用于慢性泄泻。

方义简释：方中的黄连和法半夏降逆清热，顺胃降湿；干姜同桂枝温脾胃而散寒，有助脾气升之功；党参、炙甘草、大枣和胃益脾，助中焦斡旋之功；桂枝还可通上下阴阳之气。诸药合用，寒热去，阴阳通，升降复而诸症自消。

消化不良是由胃动力障碍所引起的疾病，常表现为餐后饱胀不适、早饱感、上腹部疼痛、上腹部烧灼感、食欲不振、恶心呕吐、嗳气等。根据病因，消化不良可以分为功能性消化不良和器质性消化不良两种。

功能性消化不良属于中医学“脘痞”“胃痛”“嘈杂”等范畴，其病在胃，涉及肝脾等脏器。功能性消化不良又分为餐后不适综合征和上腹疼痛综合征。

器质性消化不良则是由消化道疾病、口服的药物等原因引起的。治疗时主要针对病因治疗，辅助补充消化酶或者改善胃动力，以缓解消化不良症状。

消化不良

健脾消痞丸

原料组成：枳实麸（炒黄色，去瓤）28 克，白术 60 克。

用量用法：上药研细末，与荷叶烧饭为丸，如梧桐子大，每次 55 丸，用温水送服，不拘时候。现代用法：共研为极细末，糊丸，每次 6 ~ 7 克，荷叶煎汤或温开水送服，每日 2 次。亦可作汤剂，水煎服，用量按原方比例酌定。

主治功效：消痞健脾。适用于脾虚气滞食积证。

方义简释：本方重用白术燥湿健脾，以助脾动，为主药。辅以枳实麸下气化滞，消痞除满。更取性善升清之荷叶，与下气降浊之枳实麸相伍，使清升浊降，脾胃调和；荷叶烧饭和药为丸，滋养谷气以助白术养胃健脾。

消食平胃散

原料组成： 茯苓、山楂、神曲、麦芽各16克，苍术、厚朴、陈皮、半夏各13克，甘草4克。

用量用法： 水煎取汁，每日1剂，每日分5次温服。

主治功效： 消食化积，燥湿运脾。适用于寒湿困脾所致的脘痞腹胀，倦怠嗜卧，不思饮食，或食积停滞之脘腹胀痛，嗳腐吞酸，呕恶，泄泻。常用于现代医学的慢性胃炎、功能性消化不良症。

方义简释： 方中的苍术性温味苦，化湿健脾，能治湿阻中焦、脾失健运而致脘腹胀闷、呕恶食少等症；厚朴性温味苦，行气消食，利湿消积，能治湿阻中焦、气滞不利所致脘闷腹胀、腹痛呕恶；陈皮健脾理气、除湿化痰，能治脾胃气滞之不思饮食、腹胀腹痛。诸药合用，共奏燥湿健脾，消食化积之功。

温中和胃汤

原料组成： 黄芩10克，黄连6克，炮姜4克，姜半夏13克。

用量用法： 水煎服，每日1剂，分早晚2次服。

主治功效： 调和胃肠，辛开苦降。适用于功能性胃肠病。

方义简释： 姜半夏味辛，性温为君，散结消痞，降逆止呕。炮姜味辛，性热为臣，温中散寒，热而不燥，作用和缓持久，且长于止痛温中。药理研究表明，炮姜对溃疡有明显的抑制作用，而干姜无此作用。黄芩、黄连苦寒而泄热通痞。以上四药同用，共奏平调寒热、辛开苦降之功。

原料组成： 神曲6克，山楂18克，半夏7克，陈皮、莱菔子各4克。

用量用法： 将药加水500毫升，煎取汁300毫升，每日1剂，每日分3次饭后服。

主治功效： 和胃消食。适用于消化不良。

方义简释： 方中的山楂味酸甘、性微温，能化积消食，散瘀行气，以消一切饮食积滞，尤善消肉积油腻之积，为本方主药；神曲味甘性温，健脾消食；莱菔子性平味甘，能除胀消食，降气化痰，并长于消麦面痰气之积；以上三药同用，可消化各种饮食积滞。半夏、陈皮性温，能化痰燥湿，降逆止呕，消痞散结。诸药相合，共奏消食和胃，清热祛湿之功。使食积得消，胃气得和，热清湿去，诸症自愈。

急性胃炎

急性胃炎是指由多种病因引起的急性胃黏膜炎症。临床表现主要为恶心、呕吐、腹痛腹泻、发热等。其发生多由于饮食不当、暴饮暴食，或食入生冷腐馊、受污染的不洁食品感染等。

急性胃炎主要表现为上腹部症状，多发生于夏秋季节，常由粪口途径传播，好发于儿童，且儿童患病症状一般更为严重。内镜检查可见胃黏膜充血、水肿、出血、糜烂等病变。病理组织学特征为胃黏膜固有层见到以中性粒细胞为主的炎症细胞浸润。

养胃生津汤

原料组成： 半夏、生地黄各 24 克，麦冬 168 克，甘草 6 克，人参、粳米各 7 克，大枣 12 枚，玄参 28 克。

用量用法： 水浸泡方药约 30 分钟，然后用大火煎药至沸腾，再以小火煎煮 35 分钟。每日 1 剂，分 3 次温服，6 剂为 1 个疗程，需用药 5 ~ 8 个疗程。

主治功效： 养阴清胃，调脾补中。适用于急性胃炎。

方义简释： 方中重用麦冬生津养阴，滋液化燥；人参益气补中，调营和阴；粳米益脾健胃，化生阴津；半夏开胃行津，调畅气机，降肺胃逆气，制约滋补壅滞气机；生地黄、玄参清热凉血，养阴润燥，助麦冬清热养阴生津；大枣、甘草益胃气，养脾阴。

行气和胃散

原料组成：苍术去粗皮16克，米泔水浸2日；厚朴去粗皮、姜汁、炒香陈皮去白各7克；甘草锉6克。

用量用法：上药研细末，每服10克，以水一盏，入姜10克，干枣两枚，同煎至七分，去姜、枣，趁热服，空心食前；入盐一捻，沸汤点服亦得。现代用法：研为细末，每服3～6克，姜、枣煎汤送服；或作汤剂，水煎服，用量按原方比例酌定。

主治功效：行气和胃，燥湿运脾。适用于湿滞脾胃证。

方义简释：中医采用本方所治之证，乃因湿脾困胃，气机阻滞，运化失司，胃失和降所致。治则运脾燥湿，行气和胃。

健脾解郁汤

原料组成：炒大黄6克，柴胡、炒枳实、茯苓、姜半夏、炒白芍、黄芩、生姜各7克，丁香4克，大枣4枚（切开）。

用量用法：水煎服，每日1剂，每日分2次，早晚各服1次。

主治功效：健脾和胃，疏肝解郁。适用于急性胃炎。

方义简释：本方用柴胡、黄芩疏少阳经络以清热，兼祛表邪；用白芍助柴胡泄犯胃之邪以止呕；用姜半夏疏胃气之滞，使之和降；用枳实、大黄攻其满而清其热；用生姜、大枣回复已伤之胃气；加丁香和胃，茯苓健脾，兼祛心悸，如此诸症可除。

慢性胃炎

慢性胃炎是指多种病因引起的胃黏膜慢性炎症性病变。根据病理变化的不同，可以将慢性胃炎分为慢性非萎缩性胃炎、慢性萎缩性胃炎两类。

慢性非萎缩性胃炎，又叫慢性浅表性胃炎，表现为胃黏膜充血、水肿，呈淡红色，可伴有点状出血和糜烂，表面可有灰黄或灰白色黏液性渗出物覆盖。

慢性萎缩性胃炎，以胃黏膜萎缩变薄，黏膜腺体减少或消失，并伴有肠上皮化生，固有层内多量淋巴细胞、浆细胞浸润为特点，表现为消化不良、食欲不佳、上腹部不适等症状。

补气健胃汤

原料组成： 炙甘草 6 克，人参（去芦）、白术、茯苓（去皮）各 7 克。

用量用法： 上药研细末，每次 10 克，水一盏，煎至七分。通口服，不拘时候。入盐少许，白汤点亦得。现代用法：水煎服。

主治功效： 健脾益气。适用于脾胃气虚证。

方义简释： 方中的人参性温、味甘，补虚益气，为主药；脾虚易致水湿内生，湿浊内生，脾又易为湿困，故配以白术甘苦性温，燥湿健脾，与人参相须为用，增强补中气、益脾胃之力，为臣药；炙甘草用于脾气虚弱，茯苓味甘淡性平、健脾渗湿，与白术相配，尤善于健脾祛湿，以促进脾胃纳化水谷、运化水湿之功，为佐药。

疏肝清化汤

原料组成： 白芍、柴胡、枳壳、神曲、佛手各13克，炙甘草、炙鸡内金各6克，黄连4克，吴茱萸1.5克，蒲公英、生麦芽各28克。

用量用法： 水煎服，每日1剂，煎煮2次和匀，共约350毫升，分早晚2次于饭后1.5小时温服。症状缓解、病情稳定后，按上方比例研末，每次取6克，分2次于饭后1.5小时开水调服，以20～50天为宜。

主治功效： 疏肝清化，疏胃和中。适用于慢性胃炎。

方义简释： 方中去枳实之破气，易枳壳以消痞降气，合柴胡之轻举疏达，引“脾胃之气行阳道”；用白芍、炙甘草之酸甘化阴，缓急止痛；选蒲公英之苦寒清热，入肝胃二经，并散滞气；配黄连、吴茱萸之辛热开郁，暖脾而散寒邪，苦泄寒降，清肝火而泄胃热；更有佛手疏肝胃之滞气，滞气破则上下气机畅通，胃疏肝达；合生麦芽、神曲、炙鸡内金以和胃消食。

行气越鞠丸

原料组成： 川芎、香附、苍术、栀子、神曲各6～13克。

用量用法： 上药研末，水泛为丸如绿豆大。现代用法：水丸，每次8克，温开水送服。或作汤剂煎服。

主治功效： 行气解郁。适用于六郁证。

行气越鞠丸

方义简释：方中的香附性温，味辛、芳香，解郁行气，适用于气郁，使气行则血行，气畅则痰、火、湿、食诸郁自解，为君药；川芎祛瘀活血以治血郁，又能行血中之气，以助香附行气解郁之功；栀子清热泻火，苍术燥湿运脾以治湿郁，神曲导滞消食以治食郁，共为佐药。五药合用，各具特性，行气为先，统治六郁。

急性肠炎

急性肠炎是消化系统疾病中最常见的疾病。它不仅与肠道感染包括肠道病毒（柯萨奇、埃可病毒）和其他病毒、细菌、寄生虫等相关，还与饮食不当、摄入过量不新鲜食物引起食物中毒、化学品和药物中毒、食物过敏有关。

急性肠炎的临床表现为腹泻、腹痛、腹胀伴不同程度恶心呕吐，严重时可导致脱水，甚至休克。本病可发生在任何年龄，以夏、秋季较多，公共卫生欠佳地区好发。病因明确并及时诊治，一般可获痊愈。

清热解毒汤

原料组成：黄柏、秦皮各11克，白头翁16克，黄连6克。

用量用法：水煎服。上药四味，以水7升，煮取2升，去滓，温服1升。不愈再服1升。

主治功效：凉血止痢，清热解毒。适用于热毒痢疾。

方义简释：本方所用苦寒之白头翁，善清胃肠道中的热毒和湿热，是治疗热毒血痢之要药，为主药。黄连、黄柏性苦寒，解毒泻火，燥湿治痢，为佐药。秦皮苦涩而寒，清热燥湿，又兼有收涩止痢之功，为辅使药。四药合用，共奏解毒清热、凉血止痢之功。

止泻益气汤

原料组成： 黄连、人参、淡豆豉各 13 克，乌梅 16 克，细辛、桂枝、附子、川花椒各 4 克，当归、黄柏各 11 克，栀子 14 克。

用量用法： 水浸泡方药约 30 分钟，然后用大火煎药至沸腾，再以小火煎煮 30 分钟。每日 1 剂，每日分 3 次温服，7 剂为 1 个疗程，需用药 6 ～ 7 个疗程。

主治功效： 散寒温阳，清泄夹热。适用于急性肠炎。

方义简释： 方中的乌梅收敛止泻固涩；附子、桂枝、川花椒、细辛温阳散寒；黄连、黄柏、栀子清泄内热；人参补脾益气；当归补血活血；淡豆豉透邪于外。方药热以散寒，寒以清热，兼以补益，以奏其效。

消炎止泻方

原料组成： 白芍 60 克，白术 90 克，陈皮 45 克，防风 28 克。

用量用法： 水煎服，每日 1 剂，每日分 2 次，早晚各服 1 次。

主治功效： 祛湿止泻，补脾柔肝。适用于脾虚肝旺之痛泻。

方义简释： 方中的白术苦甘而温，补脾燥湿以治土虚，为君药。白芍柔肝止痛，为臣药。君臣相伍，补脾柔肝，于土中泻木。陈皮理气化湿、醒脾和胃，为辅药。防风辛温芳香，佐白芍能疏肝解郁。诸药相合，肝脾同调，补脾祛湿以止泻，柔肝理气以止痛，使脾健肝柔而痛泻可愈。

消化性溃疡

消化性溃疡主要指胃肠道黏膜被胃酸或胃蛋白酶自身消化而引起的溃疡，是在各种致病因子的作用下，黏膜发生的炎性反应与坏死、脱落，形成溃疡，病变可深达黏膜肌层或更深层次。

引起消化性溃疡的主要是胃酸分泌过多、幽门螺杆菌感染和胃黏膜保护作用减弱等因素。胃排空延缓和胆汁反流、胃肠肽的作用、遗传因素、药物因素、环境因素和精神因素等，都与消化性溃疡的发生有关。

护胃止痛散

原料组成： 龙骨、延胡索、海螵蛸、白及、鸡内金各100克，生甘草120克，乳香、没药各28克，生大黄60克。

用量用法： 将上述诸药研为细末。每次4克，每日服4次，三餐食前1小时及睡前各服1次，以少量温开水调成稀糊状吞服。上述剂量为一料，可服2个月左右，为1个疗程。服药期间，忌食生冷、酸辣、油煎及难消化食物，禁烟酒。主食以粥、面食为主。

主治功效： 解嘈止痛，护胃制酸。适用于胃脘疼痛，痛有定时、反复发作、经久不愈，泛吐酸水、嘈杂不舒者。

方义简释： 方中的海螵蛸活血止痛；龙骨固涩养胃；白及收敛止血，消肿祛瘀；鸡内金护胃健脾，能助消化；生甘草益气补脾，护胃止痛；乳香、没药、延胡索活血利气而止痛；生大黄苦以坚胃清肠，胃腑以通为用，大便溏薄者去生大黄。

止痛和胃汤

原料组成： 乌贼骨、佛手各16克，当归、白芍、五灵脂、川楝子各11克，扁豆24克，白檀香（后下）、炙甘草各7克。

用量用法： 水煎服，每日1剂，每日分2次，早晚各服1次。

主治功效： 化瘀止痛，疏肝和胃。适用于胃及十二指肠球部溃疡、慢性胃炎。

方义简释： 本方用当归、白芍养血和肝；川楝子、佛手、白檀香疏肝止痛理气；五灵脂化瘀镇痛；扁豆利湿和中；乌贼骨制酸护膜，共奏和胃疏肝、止痛化瘀之效。

温中愈疡汤

原料组成： 白术、厚朴、甘松、乌贼骨、生姜、延胡索各13克，党参、茯苓、刘寄奴各16克，桂枝、炙甘草各6克，白芍11克，砂仁10克，大枣3枚。

用量用法： 先将药物浸泡30分钟，用武火煮沸，再改文火煎30分钟，取汁约150毫升，再将药渣加水二煎。两汁混合，每日1剂，每日分2次，于早晚饭后2小时服用。

主治功效： 理气活血，温中健脾。适用于胃及十二指肠球部溃疡、糜烂性胃炎等病。

方义简释： 方中以党参、白术、茯苓、炙甘草益气健脾；桂枝、白芍、生姜、大枣配炙甘草调和营卫，补虚温中，缓急止痛；砂仁、厚朴、甘松、刘寄奴、延胡索疏肝和胃，理气止痛；乌贼骨生肌敛疮，制酸止痛。诸药合用，共奏温中健脾，活血止痛，生肌愈疡之效。

理气止痛方

原料组成： 高良姜、旋覆花（布包）、厚朴、制附子、白檀香各 6 克，砂仁、蔻仁、炙甘草各 4 克，代赭石（布包）、刀豆子各 11 克，白术、党参各 13 克。

用量用法： 水煎服，每日 1 剂，每日分 2 次温服，早晚各 1 次。

主治功效： 理气止痛，温中散寒。适用于消化性溃疡。

方义简释： 方中的高良姜、制附子可暖胃散寒，代赭石、厚朴、刀豆子、旋覆花降胃气而止呃逆；砂仁、白术、蔻仁、白檀香健脾温中，理气止痛；病久多虚，故用党参、炙甘草顾护脾胃之气。投之诸药，使胃中寒滞得散，气机和降，疼痛自止，病则渐愈。

理气建中汤

原料组成： 白芍 16 克，桂枝 13 克，炙甘草、生姜各 6 克，大枣 5 枚，饴糖 60 克（分冲）。

用量用法： 水煎服，每日 1 剂，每日分 2 次，早晚各服 1 次。

主治功效： 缓中补虚，散寒理气。适用于消化性溃疡。

方义简释： 本方以桂枝、生姜辛温通阳，白芍、饴糖酸甘化阴，大枣、炙甘草暖中补虚，可以建中补气，调和阴阳，使中气得以四运，阴阳得以协调，诸寒热错杂之证可愈。